ÉTUDE

SUR

L'OTITE DES PHTHISIQUES

ET PRINCIPALEMENT

SUR SA PATHOGÉNIE

PAR

TH. DE LA BELLIÈRE

Docteur en médecine de la Faculté de Paris,
Externe des hôpitaux de Paris,
Médaille de bronze de l'Assistance publique.

PARIS

ADREIN DELAHAYE, LIBRAIRE-ÉDITEUR

PLACE DE L'ÉCOLE-DE-MÉDECINE

1874

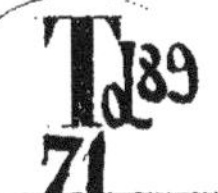

ÉTUDE

SUR

L'OTITE DES PHTHISIQUES

ET PRINCIPALEMENT

SUR SA PATHOGÉNIE

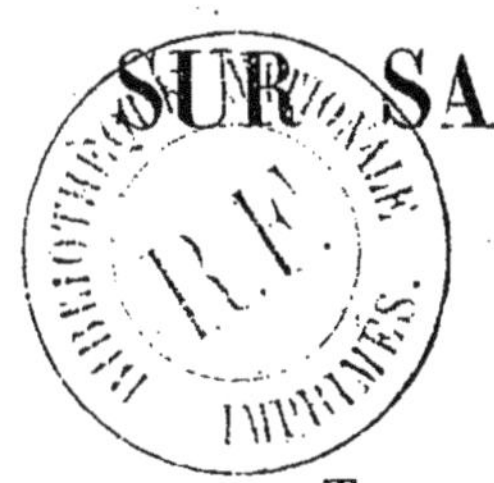

PAR

TH. DE LA BELLIÈRE

Docteur en médecine de la Faculté de Paris,
Externe des hôpitaux de Paris,
Médaille de bronze de l'Assistance publique.

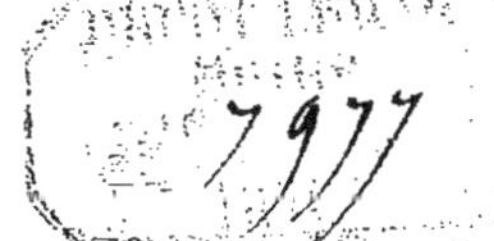

PARIS

ADREIN DELAHAYE, LIBRAIRE-ÉDITEUR

PLACE DE L'ÉCOLE-DE-MÉDECINE

1874

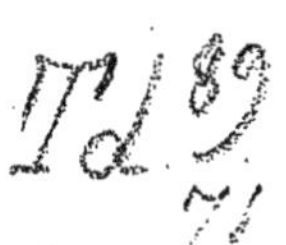

A MON PÈRE ET A MA MÈRE

A MA FIANCÉE ET A MA SŒUR.

A MES BONS AMIS

Ch. LEFOULON ET A. LENORMAND.

De la Bellière.

A MON TRÈS-CHER MAITRE

M. LE Dr TILLAUX,

Chirurgien de l'hôpital Lariboisière,
Professeur agrégé à la Faculté de médecine,
Directeur de l'amphithéâtre d'anatomie des hôpitaux.

Hommage respectueux de haute estime et de profonde gratitude.

A MES AUTRES MAITRES DANS LES HÔPITAUX :

M. POTAIN,

Médecin des hôpitaux,
Professeur agrégé à la Faculté de médecine de Paris
(Hôpital Necker).

M. FÉRÉOL,

Médecin des hôpitaux (hôpital Saint-Antoine).

M. HARDY,

Professeur à la Faculté de médecine de Paris,
Médecin des hôpitaux,
Membre de l'Académie de médecine,
(Hôpital Saint-Louis).

M. BLACHEZ,

Médecin des hôpitaux,
Professeur agrégé à la Faculté de médecine de Paris,
(Hôpital Saint-Antoine).

M. BERGERON,

Médecin des hôpitaux,
Membre de l'Académie de médecine,
(Hôpital Sainte-Eugénie).

A M. LE D[r] ED. MEYER,

Professeur d'ophthalmologie à l'Ecole pratique.

INTRODUCTION.

Parmi les nombreux problèmes qui restent encore à résoudre dans la pathologie de l'oreille, un des plus intéressants nous a paru être celui que nous étudions dans ce travail.

Au commencement de l'année 1873, alors que nous étions élève de M. le Dr Tillaux, à l'hôpital Lariboisière, et chargé spécialement de sa clinique des maladies d'oreilles, nous avons observé un cas d'otite chez un tuberculeux. La matière épaisse, blanchâtre, qui sortait de l'oreille du malade était-elle du tubercule? Telle est la question que notre excellent maître nous conseilla d'essayer de résoudre. Depuis, nous avons recueilli, avec le plus grand soin, tous les cas d'otite que nous avons rencontrés chez des phthisiques, et c'est surtout à l'aide de ces faits que nous croyons avoir résolu le problème. Nous sommes parti d'une théorie tout opposée à celle que nous admettons aujourd'hui; nous avons cru d'abord à l'existence du tubercule; nous arrivons à une conclusion contraire.

Nous n'avions pas de parti pris; l'étude minutieuse et l'interprétation logique des faits ont seules guidé notre jugement. Le petit nombre d'auteurs qui ont dit quelques mots de l'otite que nous étudions, et dont nous citerons les noms dans notre deuxième chapitre, ne s'en sont occupés qu'à une période déjà avancée de la maladie. Le plus souvent même, leur attention n'a été attirée du côté de l'organe de l'ouïe que par les accidents fort graves qui sont venus compliquer la carie ou la nécrose du rocher : inflammation de l'encéphale, hémorrhagie de la carotide, paralysie faciale, etc. Aussi ils ont bien traité, en général, cette partie de la question, et nous serons très-bref dans son étude.

Mais il est loin d'en être de même pour le début de la maladie. On n'en sera pas étonné si l'on songe que l'otite des phthisiques se développe le plus souvent avec des symptômes tellement peu marqués, quelquefois même absolument latents, que plusieurs de nos malades n'auraient jamais songé à se plaindre, si nous n'avions recherché l'état de l'audition de tous les tuberculeux qui sont entrés dans les services où nous avons recueilli nos observations. Aussi personne, pas plus les médecins auristes que les autres auteurs, n'a eu l'idée de résoudre le problème de la tuberculisation du rocher par l'étude de la marche de la maladie. Personne n'a fait d'autopsies d'otites développées dans ces conditions, alors qu'il n'y avait pas d'otorrhée, et que l'affection n'était encore qu'à ce que nous appellerons bientôt la première période de son évolution.

C'est grâce à l'anatomie pathologique des lésions du début de l'otite que nous croyons pouvoir démontrer, d'une façon nouvelle et certaine, la nature simplement catarrhale de l'otite des phthisiques.

Nos préparations nécroscopiques de l'appareil de l'ouïe ont toutes été faites dans le laboratoire de notre cher maître M. Tillaux, et ont reçu son important contrôle. Notre excellent chef de service, M. le Dr Blachez, et M. le Dr Ball ont bien voulu se convaincre également de l'exactitude de nos descriptions.

Une fois la nature de l'otite des tuberculeux démontrée, nous avons voulu aller plus loin. Saisissant alors l'analogie, ou plutôt la ressemblance complète qui existe, pour nous, entre l'otite des phthisiques et celle qui se développe dans le cours de quelques autres maladies, nous avons eu l'idée d'en généraliser la cause. Et, nous appuyant sur nos observations, nous avons admis que le catarrhe de la caisse, dans la tuberculose comme dans les autres maladies générales qui se compliquent d'otite, était toujours consécutif à une affection de même nature existant préalablement dans le pharynx.

En résumé : 1° l'otite des phthisiques n'est pas une otite tuberculeuse, mais un simple catarrhe de la caisse; 2° ce catarrhe est toujours consécutif à un état pathologique de la muqueuse pharyngienne. Telles sont surtout les deux propositions que nous espérons démontrer dans ce travail.

ETUDE

SUR

L'OTITE DES PHTHISIQUES

ET PRINCIPALEMENT

SUR SA PATHOGÉNIE

CHAPITRE PREMIER.

ANATOMIE PATHOLOGIQUE.

Il ne serait sans doute pas inutile de consacrer un chapitre dans notre travail à l'étude de l'anatomie topographique de la région où se rencontrent les lésions que nous avons à décrire.

Mais donner des détails sur l'anatomie de l'oreille serait dépasser les limites que nous avons dû nous imposer. Nous ne pourrions donc que montrer quelques aperçus, quelques rapports importants pour l'intelligence de la marche et des symptômes de la maladie. Or, nous croyons que ces quelques points d'anatomie normale seront plus utilement placés immédiatement avant les descriptions d'anatomie pathologique que nous aurons à donner dans le cours de cette étude.

On trouvera d'ailleurs une très-bonne description de l'appareil auditif dans les traités de Trœltsch et de Toynbee et surtout dans le livre d'anatomie de notre excellent maître, M. le Dr Tillaux (1), qui a étudié l'anatomie de l'oreille de la façon la plus complète, ayant surtout en vue la pathologie de l'organe de l'ouïe (2).

Il nous a semblé nécessaire de faire une division dans l'étude des différentes lésions qu'on rencontre pendant l'évolution de la maladie, en raison même de la différence considérable de ces lésions suivant qu'on observe le début ou la fin du processus morbide.

Nous proposons donc d'établir trois périodes correspondant chacune à une manière d'être bien différente non-seulement des lésions anatomiques, mais aussi des symptômes, du diagnostic, du pronostic et du traitement.

Dans la première période, qui est caractérisée par un catarrhe muco-purulent de la caisse, nous trouvons très-peu de lésions, et surtout des symptômes très-peu marqués qui peuvent même passer complètement inaperçus dans certains cas ainsi que nous l'établirons plus loin.

La deuxième période, au contraire, nous est toujours signalée à un moment donné; car s'il est vrai que son début, qui est pour nous marqué par la perforation du tympan, se fait dans beaucoup de cas à l'insu du malade; il n'en est pas de même de l'otorrhée qui constitue le symptôme prédominant de cette période.

Enfin la troisième et dernière période est celle où la muqueuse de la caisse étant détruite par une suppuration plus ou moins prolongée, le rocher, dans lequel la cavité tympanique est pour ainsi dire creusée, subit les altérations de la carie et de la nécrose, altérations qui peuvent avoir les conséquences

(1) Tillaux. Anatomie topographique des régions (sous presse).

(2) M. Tillaux a eu l'extrême obligeance de nous laisser prendre connaissance de son manuscrit.

les plus graves ainsi que nous le montrerons dans le chapitre consacré à l'étude des complications.

§ 1. *Catarrhe muco-purulent de la caisse.*

Nous avons eu occasion de voir trois fois l'état de la caisse à la première période de l'otite. Chez un de nos malade (obs. 2), nous avons eu affaire à une marche subaiguë. Notre autre malade (obs. 1) nous a présenté dans les deux oreilles la forme chronique d'emblée, et dans l'une d'elles (la droite) la marche suivant laquelle s'est produite la destruction des différentes couches du tympan. C'est uniquement d'après ces trois cas que nous allons faire notre description, car nous n'avons trouvé nulle part l'otite des tuberculeux étudiée tout à fait au début. Le petit nombre d'auteurs qui parlent de ce sujet traitent seulement de l'état de l'oreille alors qu'elle a déjà subi les lésions qui caractérisent nos deux dernières périodes.

On pourra se convaincre, en nous lisant, que les lésions que nous avons rencontrées sont absolument celles que l'on trouve et qui sont décrites dans le catarrhe purulent de la caisse qui survient en dehors de la phthisie, chez les scrofuleux, par exemple.

Caisse du tympan. — Nous devons d'abord établir une distinction suivant la marche de l'otite. Dans les cas où elle est plus ou moins aiguë, on trouve la *muqueuse* rouge, fortement injectée et épaissie. Dans notre observation 2 elle avait près de 1^{mm} d'épaisseur en certains endroits et surtout à la partie supérieure de la caisse.

Dans les cas, au contraire, où la maladie a une marche chronique dès le début (obs. 1, o. g.), on ne trouve pas de rougeur, mais seulement un épaississement plus ou moins considérable de la muqueuse qui présente un aspect blanchâtre, et semble macérée dans le mucus sécrété en grande abondance à sa surface.

De cet épaississement constant de la muqueuse de la caisse résultent le plus souvent des adhérences qui ont une très-grande importance pour l'explication de certains symptômes et du mécanisme de la perforation du tympan. Nous savons, en effet, d'après Trœltsch, que le diamètre qui va de la membrane du tympan à la paroi labyrinthique n'est que de 2^{mm}, dans le plan vertical du marteau à l'endroit ou l'extrémité du manche proémine dans la caisse, c'est-à-dire à l'ombilic. Nous comprenons dès lors très-bien comment, dans notre observation 2, nous avons trouvé, suivant toute la longueur du marteau, une adhérence des muqueuses tympanique et labyrinthique, au milieu desquelles cet osselet était complètement perdu et invisible. Nous comprenons encore comment il y avait exagération de l'ombilic, et comment le manche du marteau étant porté vers le labyrinthe, par suite du mouvement de sonnette qui se passe dans la chaîne des osselets, et que nous n'avons pas à décrire ici, l'étrier se trouve plus fortement appliqué sur la fenêtre ovale et détermine ainsi une plus grande tension du liquide intralabyrinthique.

Une autre conséquence de l'inflammation et de l'épaississement de la muqueuse, c'est la dysécie qui existe toujours plus ou moins prononcée et qui trouve tout naturellement son explication dans le jeu beaucoup moins facile des osselets et surtout dans l'épaississement des fenêtres ronde et ovale qui ont une de leurs couches formée par la muqueuse de la paroi labyrinthique.

En même temps que la muqueuse s'enflamme et s'épaissit, elle est le siége d'une *sécrétion* variable quant à sa nature, sa quantité et son mode de formation, suivant la marche de l'otite.

Dans les cas à marche chronique (obs. 1, o. g.), nous avons trouvé « au niveau de la tête du marteau et de toute la partie supérieure du tympan, une certaine quantité de mucus qui comblait tout l'espace compris entre cette membrane et la paroi labyrinthique de la caisse. Ce mucus était blanc jaunâtre, filant comme du blanc d'œuf. » Mais la sécrétion ne reste pas toujours purement muqueuse, elle devient bientôt purulente, et nous voyons (obs. 1, o. dr.) « du muco-pus tomber sur le plancher de la caisse, » et la remplir bientôt en partie ou même en totalité, jusqu'à ce que le tympan se perforant donne issue à ce liquide devenu finalement le véritable pus qui constitue l'otorrhée.

Si la maladie a, au contraire, une marche un peu aiguë, le liquide sécrété est du pus pour ainsi dire dès le début de l'otite. C'est ainsi que, dans notre observation 2, nous ne trouvons pas de mucus, mais « dans la partie la plus déclive de la caisse, une petite quantité de pus qui n'arrive pas jusqu'au niveau de l'insertion tympanique inférieure. » On sait, en effet, que le niveau de cette insertion est de 2 ou 3^{mm} plus élevé que celui du plancher de la cavité du tympan.

Quelle que soit d'ailleurs la marche de la maladie, la première période se termine toujours de la même façon, c'est-à-dire par l'accumulation d'une certaine quantité de pus dans la caisse et par la destruction plus ou moins étendue des différentes portions de sa muqueuse. Dans notre observation 1 (o. g.) par exemple, nous avons constaté « une destruction partielle de la muqueuse, surtout au niveau du promontoire qui était mis à nu, et, dans la partie inférieure, une certaine quantité de pus contenant des détritus de muqueuse. » Dans cette même oreille, la muqueuse tympanique était détruite en partie, ainsi que nous allons le voir en décrivant les lésions de cette membrane.

Trompe d'Eustache. — On verra dans le chapitre suivant que nous admettons dans l'otite des phthisiques des lésions constantes de la muqueuse de ce conduit, puisque nous en faisons le canal en quelque sorte conducteur entre l'affection du pharynx primitive et celle de la caisse consécutive. Mais nous sommes obligé d'avouer que nous n'avons pas constaté ces altérations d'une façon complète. Au début de nos recherches sur le sujet que nous traitons, nous n'avions pas songé au rapport que nous avons reconnu ensuite entre la maladie de l'oreille et celle de la gorge. Cependant, dans notre observation 2, nous avons trouvé l'orifice tympanique un peu rétréci par le gonflement et l'hypersécrétion de la muqueuse.

La *membrane du tympan* à l'état normal se compose de trois lames : une moyenne propre, fibreuse, une externe fournie par la peau du conduit auditif, et une interne qui est la continuation de la muqueuse de la caisse.

Cette dernière lame subit naturellement dès le début les mêmes altérations que la muqueuse de la caisse, dont elle n'est, nous venons de le dire, qu'une portion. Rouge et épaissie dans l'otite aiguë (obs. 2), elle est simplement plus épaisse et recouverte d'une couche plus ou moins dense de mucus dans les cas où la maladie a une marche chronique d'emblée (obs. 1).

La lame fibreuse qui est absolument dépourvue de vaisseaux participe très-peu à l'inflammation de la caisse.

Mais la lame externe dont la couche dermique contient beaucoup plus de vaisseaux que la lame muqueuse, s'enflamme consécutivement et la membrane tout entière nous a présenté, dans la forme aiguë (obs. 2), un type remarquable de myringite vasculaire qui a servi à M. Tillaux pour étudier la vascularité du tympan.

C'est principalement à la partie supérieure de la membrane, dans toute sa portion sus-ombilicale et surtout vers la partie supérieure du manche du marteau, là ou existent le plus grand nombre de vaisseaux, qu'on rencontre cet état de congestion et d'épaississement dont nous avons déjà parlé. Il en résulte, ainsi que nous l'avons précédemment établi, que l'espace de 2^{mm} qui sépare les deux portions de muqueuse, celle de la paroi tympanique et celle de la paroi labyrinthique, est bientôt comblé, et qu'il se fait ainsi des adhérences entre ces parois.

Dans la portion sous-ombilicale ces adhérences ne peuvent exister, non-seulement à cause de l'épaississement moindre de la muqueuse, mais surtout par la distance de plus de 3^{mm} qui sépare ces deux parois. Bientôt la muqueuse subit des lésions plus graves et, ainsi que nous l'avons vu, à propos de la paroi labyrinthique, elle s'ulcère en certains points et tombe en détritus. Il en résulte un commencement de perforation.

Mécanisme de la perforation du tympan. — Les auteurs qui ont décrit ce mécanisme dans les cas de catarrhe de la caisse, quelle que soit d'ailleurs la cause de ce dernier, ne sont pas d'accord. Tandis que Itard et Toynbee pensent que le pus s'accumulant dans la caisse, le premier parce que la trompe est obstruée, le second parce que le mucus ou le pus sont trop visqueux ou trop abondants pour s'écouler par ce conduit, la perforation se fait alors sans altération préalable de la muqueuse ; Kramer croit, au contraire, que l'ulcération de la muqueuse est non-seulement primitive, mais qu'elle est la principale cause de la perforation. Pour nous, nous admettons d'autant plus volontiers l'opinion de ce dernier auteur que, dans notre observation 1 (o. dr.) nous avons trouvé « la muqueuse non-seulement détruite à la surface de la membrane du tympan, mais encore en un autre point au niveau du promontoire. Mais nous croyons aussi avec les premiers auteurs cités que le contact du pus que subit le tympan est loin d'être étranger à sa destruction.

Voici comment, d'après les faits que nous avons observés, nous comprenons la marche et le siége de ces perforations.

Les adhérences que nous avons vues s'établir dès le début de l'otite, à la partie supérieure du tympan, sont une des causes pour lesquelles cette membrane ne se perfore jamais en cet endroit. Une autre cause de ce fait, c'est que, d'après Toynbee, « la partie la plus épaisse de la couche fibreuse (qui, on le sait, est la lame résistante du tympan) environne l'extrémité du manche du marteau, tandis que la plus mince se trouve entre le bord postérieur de ce manche et la circonférence de la membrane du tympan. » Enfin le manche du marteau, contenu dans l'épaisseur même de la portion sus-ombilicale de cette lame fibreuse, lui sert en quelque sorte de charpente et la renforce considérablement. Nous voyons donc combien la partie supérieure du tympan est protégée, tandis qu'au contraire, dans la portion sous-ombilicale de la membrane, nous trouvons une faiblesse plus considérable de la lame fibreuse et l'absence d'adhérences pour ainsi dire protectrices. Ajoutons qu'à mesure que le mucus ou le pus sont sécrétés en plus grande abondance, ils tombent naturellement sur le plancher de la caisse et viennent, à un moment donné, baigner la partie inférieure de la membrane et lui faire subir une sorte de macération qui favorise encore sa perforation en cet endroit.

Sous la double influence de l'inflammation et de la macération, la muqueuse de la membrane du tympan s'ulcère donc dans sa portion sous-ombilicale.

La couche fibreuse, très-mince en cet endroit, ainsi que nous venons de le dire, ne résiste pas longtemps, et, dans notre observation 1 (o. dr.), il ne restait plus que la lame épidermique épaissie sous l'influence de l'inflammation. Elle n'allait par tarder à se rompre sous l'influence du moindre effort que le malade aurait fait pour se moucher, par exemple, ou même par son simple contact avec le pus qui commençait à la baigner, et la perforation allait être constituée. Nous allions avoir la deuxième période de la maladie.

Conduit auditif externe. — Il est normal dans toute son étendue. Cependant nous avons trouvé dans nos obs. 1 (o. g.) et 2 que, dans une étendue variable depuis quelques millimètres à 1 centimètre, la zone qui correspondait à la partie supérieure du tympan (qui est toujours la plus enflammée, ainsi que nous l'avons établi) était le siége d'une injection vasculaire assez considérable.

Ce fait s'explique par l'anatomie. Elle nous apprend, en effet, que les principaux vaisseaux du tympan, situés dans la couche dermique de sa lame externe, sont la continuation de ceux de la peau du conduit auditif. D'un autre côté on sait que les plus volumineux de ces vaisseaux, qui accompagnent le manche du marteau, viennent de la partie supérieure de ce conduit.

Cellules mastoïdiennes. — Nous les avons trouvées absolument saines dans nos trois cas. La muqueuse était normale, sans traces d'inflammation, sans épaississement ni sécrétion pathologiques.

§ 2. *Perforation du tympan. Otorrhée.*

Le plus souvent la perforation est unique. Dans les cas très-rares, où on en trouve deux, elles sont séparées par un petit pont ou siégent à des parties opposées de la membrane du tympan. Trœltsch en a même vu trois chez une jeune fille tuberculeuse. Cet auteur a rencontré les perforations le plus souvent dans le segment antéro-inférieur de la membrane, et il ajoute qu'on observe rarement la perforation tout près de l'anneau tympanique. Nos propres observations et la théorie que nous avons donnée du mécanisme de la perforation du tympan, confirment complètement cette opinion.

Dans les cas d'otite aiguë de la caisse, survenant en dehors de la tuberculose, la perforation est le plus souvent petite, arrondie ou ovalaire, ayant les bords épais et rouges, et conserve assez longtemps ces dimensions. Il n'en est pas de même chez les phthisiques. Dans cette maladie, où les tissus tendent à se consumer rapidement, la perforation est le plus souvent très-étendue dès le début. Ainsi, dans notre observation 1 (o. dr.), « à la partie inférieure il ne restait plus qu'un anneau de 1 millimètre environ de largeur, retenu dans le *sulcus tympanicus*. Cet anneau se continuait directement, sans interruption, de chaque côté et en haut, avec une portion plus étendue du tympan dans l'épaisseur de laquelle on voyait encore le manche du marteau tout entier. Dans cette partie supérieure, ce qui restait de la membrane avait tout à fait l'aspect des piliers antérieurs du pharynx avec la luette entre les deux. » C'est grâce au manche du marteau que les portions restantes de la membrane prennent cette forme, qui donne à ces grandes perforations la forme d'un rein (suivant l'expression de Trœlstch), dont le hile correspondrait à ce manche du marteau.

Nous avons fait un certain nombre d'autopsies de phthisiques morts assez peu de temps après le début de l'otorrhée; presque toujours nous avons trouvé le tympan à peu près complètement ou même complètement détruit. C'est là une marche rapide un peu spéciale à la phthisie, et à toutes les maladies qui arrivent à la cachexie. Nous avons, en effet, souvent rencontré, pendant deux ans que nous nous sommes occupé d'otiatrique, et principalement dans le service de notre excellent chef, M. Tillaux, des malades atteints d'otorrhée depuis de longues années, mais non phthisiques, et jouissant d'une bonne santé générale, qui ne présentaient encore qu'une très-petite perforation. On sait même que dans les cas d'otite aiguë, franchement inflammatoire et se développant en dehors de toute diathèse, il n'est pas excessivement rare de voir la perte de substance se réparer et la perforation disparaître. Dans la tuberculose elle-même on peut rencontrer cette destruction lente du tympan, et nous rapportons même plus loin une observation de notre ami le Dr Sockeel, dans laquelle la membrane s'est cicatrisée. Mais ces faits forment une très-minime exception, et, pour qu'ils se produisent, il faut une condition indispensable, c'est que la tuberculose soit tout à fait au début, et que l'état général soit encore relativement bon. Le malade auquel nous faisons allusion remplissait ces deux conditions.

Nous pourrions parler ici des caractères du pus qui constitue l'otorrhée, mais cette étude sera beaucoup mieux placée dans le chapitre des symptômes, dont elle constitue un des principaux éléments pendant la deuxième période.

Conduit auditif externe. — Il ne présente d'autres altérations que celles de l'otorrhée, que tout le monde connaît. Il est baigné par le pus, au contact duquel la peau, qui forme un de ses éléments, perd bientôt son épithélium et quelquefois même sa couche épidermique. Elle présente le plus souvent un épaississement considérable.

Caisse du tympan. — On la trouve remplie de pus. La muqueuse est épaissie, ramollie, comme macérée. Vers la fin de cette période, et même quelquefois avant la perforation du tympan (obs. 1, o. dr.), elle tombe en détritus sur le plancher de la caisse et est éliminée avec le pus par le conduit auditif. Nous savons que cette muqueuse ne peut être séparée du périoste des parois osseuses de la caisse, et on comprend dès lors comment la carie ou la nécrose de ces parois ne saurait tarder à se faire, quand elles sont ainsi privées de leur membrane nourricière. C'est cette altération du tissu osseux pouvant mener, comme nous le verrons, aux conséquences les plus graves, qui constitue pour nous la troisième période de la maladie.

Les *fenêtres* épaissies, macérées, recouvertes de pus, doivent être rarement détruites à cette période, puisqu'on les retrouve encore assez souvent intactes à la période suivante. Mais les lésions qu'elles présentent sont suffisantes pour nous expliquer le degré de dysécie, toujours considérable, que nous avons observé à cette période.

Les osselets, en contact permanent avec le pus contenu dans la caisse, sont le plus souvent dénudés; leurs articulations sont plus ou moins malades, les ligaments relâchés et souvent même complètement détruits. Il est rare qu'on retrouve les trois osselets qui constituent la chaîne ; le premier qui disparaît est le marteau, qui ne tarde pas à être éliminé quand la portion de tympan qui le contient est détruite.

Nous avons trouvé l'enclume, dans quelques cas, tombé sur le plancher de la caisse. Mais l'étrier se retrouve constamment à sa place dans cette période. Dans beaucoup d'observations où la maladie était très-avancée (3e période), nous avons encore retrouvé cet osselet appliqué sur sa fenêtre. On sait, en effet, que l'étrier n'est pas seulement appliqué sur cette membrane, mais qu'il lui adhère très-fortement. La base étant plus petite que la membrane, la périphérie de celle-ci, libre dans une certaine étendue, forme un petit cercle autour de l'étrier (membrane annulaire de l'étrier de Trœlstch).

Nous n'avons jamais retrouvé ni les muscles, ni les filets nerveux, rameau de Jacobson et corde du tympan, que contient la caisse à l'état normal.

La *trompe d'Eustache* présente un rétrécissement plus ou moins marqué ; elle peut même être complètement obstruée par la muqueuse épaissie et par le pus, dans sa portion tympanique.

Cellules mastoïdiennes. — A l'état normal, elle sont plus ou moins grandes, suivant l'âge et suivant les individus. Elles sont tapissées par une muqueuse qui leur sert en même temps de périoste, et qui se continue avec celle de la caisse. Cette muqueuse participe au catarrhe de la caisse, mais nous croyons que cet état pathologique n'est que consécutif à l'irritation du pus qui pénètre dans les cellules par leur orifice de communication avec la caisse. Ce qui nous fait avancer cette opinion, c'est que nous n'avons trouvé aucune altération appréciable, au moins à l'œil nu, de cette muqueuse à la première période de la maladie. Bien plus, dans la deuxième période, alors que nous rencontrions ces cellules pleines d'une matière d'aspect caséeux, qui n'est pour nous que du pus concret, ainsi que nous espérons le démontrer dans le chapitre suivant, nous avons souvent trouvé intacte la muqueuse qui tapissait la cellule où cette matière jaunâtre était contenue (obs. 13, o. g. et o. dr.).

Mais, dans tous les cas que nous avons observés, ces cellules contenaient ou du pus liquide venu de la caisse, ou ce pus concret dont nous avons parlé tout à l'heure, et dont le plus bel exemple se trouve dans notre observation 8.

Le *labyrinthe* est bien rarement malade à cette période, parce que les fenêtres, toujours intactes, empêchent l'entrée du pus dans son intérieur. Cependant il ne serait pas impossible qu'il s'y fît quelque inflammation de voisinage, à laquelle nous serions assez disposé à rattacher les symptômes de vertige, de tournoiement, que nous venons d'observer chez un malade de M. Tillaux, et qui fait l'objet de l'observation 4.

§ 3. *Carie et nécrose du rocher.*

Cette période, nous l'avons déjà dit en proposant la division que nous avons adoptée pour notre étude, est caractérisée par l'altération du tissu osseux lui-même. Nous avons fait comprendre, un peu plus haut, comment la muqueuse qui sert de périoste aux parois de la caisse étant détruite, ces parois doivent forcément subir, dans un temps variable, des lésions profondes. Ces lésions sont la carie et la nécrose. Nous avons, en effet, trouvé, dans quelques-unes de nos observations (obs. 6 et 13), le ramollissement des différentes portions du rocher qui forment la caisse ou sont en connexion avec elle. Une certaine étendue du tissu osseux présentait une coloration rouge et se laissait facilement entamer par le scalpel.

Dans d'autres observations, plus nombreuses que les premières, l'altération de l'os était la nécrose. Nous avons souvent rencontré la caisse considérablement déformée, agrandie aux dépens de ses parois détruites dans une plus ou moins grande étendue. Celles-ci (obs. 6 et 7) étaient hérissées de petites lamelles osseuses, d'aspect blanchâtre, quelquefois même complètement noires. Ces lamelles nécrosées se détachaient avec la plus grande facilité, et le pus fétide qui sortait de la caisse en entraînait des portions plus ou moins volumineuses. Nous avons même vu un séquestre gros comme un petit pois qui fut éliminé de l'oreille d'un tuberculeux, dans le service de M. le Dr Siredey, à l'hôpital Lariboisière. Dans un cas (obs. 7), nous avons trouvé un des osselets, l'enclume, atteint de nécrose partielle. « Toute la partie inférieure de la branche verticale avait été éliminée, et la partie supérieure articulaire de cette même branche était noirâtre, raréfiée, creusée de petites cavités qui la faisaient ressembler à du tissu spongieux. Cette altération existait même sur la surface articulaire. La branche horizontale présentait aussi un état analogue, mais elle existait en entier. »

Nous pouvons dire, en résumé, que les altérations du rocher, quelle qu'en soit la forme, carie ou nécrose, sont toujours, pour nous, dans la tuberculose, consécutives aux lésions de la muqueuse, et qu'elles se localisent surtout dans la caisse et les cellules mastoïdiennes.

Une fois développé, ce travail d'ulcération ne s'arrête jamais; il marche plus ou moins rapidement, suivant l'évolution, elle-même plus ou moins prompte, de la maladie générale, de la phthisie. Il peut alors s'étendre, perforer les parois de ces cavités, et envahir les nombreux et importants organes qui ont des rapports si intimes avec la caisse.

Nous pourrions, dès maintenant, montrer ces rapports et indiquer comment se produisent les accidents si graves qui viennent assez souvent compliquer l'otite des phthisiques. Mais nous croyons que ces détails d'anatomie pathologique seront mieux placés dans un chapitre particulier, où nous nous réservons de dire quelques mots de l'histoire de ces complications.

Nous rapportons ici les deux observations suivantes, parce que c'est avec elles que nous avons fait la plus grande partie de notre anatomie pathologique, et qu'elles vont surtout nous servir à démontrer, dans le chapitre suivant, la nature de la maladie que nous étudions.

Observation I (personnelle). — Phthisie avancée. — Otite double chronique d'emblée. — A droite perforation des seules couches muqueuse et fibreuse.

Hovette (Arthur), 25 ans, est entré le 23 avril 1874 dans le service de M. le Dr Blachez, hôpital Saint-Antoine, salle Saint-Louis, n° 12. Il était atteint d'une phthisie pulmonaire avancée. Rien de particulier à noter : son audition était normale.

Perte de l'œil droit il y a quatre ans : panophthalmite, ablation du globe oculaire. Un an après, sous l'influence de granulations de la conjonctive, staphylôme opaque amenant une cécité absolue.

Tousse depuis plus d'un an. Nombreuses hémoptysies au début et encore maintenant. Signes de cavernes pulmonaires aux deux sommets. Voix absolument éteinte.

10 juin. Il y a environ quinze jours, à la suite d'efforts de vomissements, douleur très-légère dans les oreilles. Depuis, il s'aperçoit qu'il entend moins bien, mais il ne souffre pas du tout. Jamais d'otorrhée.

Acuité auditive. A droite, entend la montre appliquée ; à gauche, à 2 c. m. Il est d'une faiblesse extrême qui ne nous permet pas de faire un examen plus complet.

Le 15. Mort ce matin à six heures des progrès de sa phthisie pulmonaire, n'ayant présenté rien de particulier du côté de l'organe de l'ouïe.

Autopsie faite le 16 à dix heures.

Cavernes et ramollissements nombreux dans toute la partie supérieure des deux poumons. Ulcérations intestinales. Ulcérations du larynx vers la paroi postérieure de l'organe. L'autopsie des oreilles est faite à une heure, c'est-à-dire trente heures après la mort.

A. *Oreille droite.* Les parois du conduit externe sont tapissées par une quantité normale de cérumen.

Conduit externe. Une coupe, consistant à enlever la paroi antérieure (glénoïdienne), nous permet de constater l'état de la peau de ce conduit et celui du tympan.

Mais notons ici un fait très-important : l'épiderme du conduit qui se continue sur la membrane du tympan pour constituer l'un de ses feuillets, s'enlève tout d'une pièce comme un véritable doigt de gant avec le fragment d'os détaché pour faire la coupe indiquée ci-dessus. Il résulte de ce détachement inattendu de l'épiderme que nous n'avons pas eu le loisir de constater l'aspect de la membrane du tympan avant l'ablation de ce feuillet épidermique. Mais l'intégrité complète de ce dernier dans toute son étendue, son épaississement considérable, l'absence d'écoulement pendant la vie, et l'état absolument normal du conduit auditif, tout cela, bien qu'il y ait du pus dans la caisse, ainsi que nous le dirons un peu plus loin, nous permet d'affirmer que la caisse était complètement fermée par ce feuillet de la membrane du tympan.

La peau du conduit externe est d'ailleurs parfaitement normale dans toute son étendue.

Membrane du tympan : le feuillet épidermique ainsi enlevé, nous constatons une très-belle perforation que nous allons décrire avec soin. A la partie inférieure il ne reste plus qu'un anneau de 1 mill. environ de largeur, retenu dans le *sulcus tympanicus*, et se continuant directement sans interruption, de chaque côté et en haut, avec une portion plus étendue de tympan qui contient encore dans son épaisseur le manche du marteau tout entier. Dans cette partie supérieure, ce qui reste de la membrane a tout à fait l'aspect des deux piliers antérieurs du pharynx avec la luette entre les deux. C'est dans la portion représentant la luette que se trouve compris le manche du marteau. Ce dernier est complètement masqué par l'épaisseur, l'état d'humidité, de macération de la portion de membrane qui le contient.

Il y avait donc là une grande perforation des couches muqueuse et fibreuse, et la caisse n'était plus fermée en cet endroit que par la couche épidermique épaissie. Cette grande perforation permet de voir immédiatement le promontoire.

Caisse. Elle est complètement ouverte par l'ablation du tympan et de la paroi supérieure. Destruction partielle de la muqueuse qui tapisse cette cavité, surtout au niveau du promontoire qui est complètement mis à nu. Dans la partie inférieure se trouve une certaine quantité de pus contenant des détritus de muqueuse. Le tissu osseux est sain partout, on ne voit pas un seul point qui soit le siége de carie ou de nécrose.

Les *osselets* sont normaux, ils sont encore articulés entre eux. Toutefois les ligaments qui unissent la tête du marteau à la cavité glénoïde de l'enclume sont très-lâches et cèdent à la moindre traction faite avec la pointe d'un stylet mousse. L'étrier est normalement appliqué sur la fenêtre ovale.

Les *fenêtres* sont en place, mais elles semblent épaissies, surtout la fenêtre ronde.

Cellules mastoïdiennes et *labyrinthe* normaux.

B. *Oreille gauche. Conduit auditif externe* : quantité normale de cérumen. Peau saine, sauf une zone surtout marquée à la partie antérieure et supérieure de la circonférence du conduit, et présentant une belle injection vasculaire. Elle correspond à la portion de tympan qui présente, comme nous allons le voir, un état pathologique, et s'étend à environ un demi-centimètre du tympan. En coupant la peau en cet endroit, les vaisseaux capillaires dilatés laissent écouler un peu de sang fluide. La peau n'est pas épaissie, son épiderme ainsi que celui du tympan est normalement adhérent.

La *membrane du tympan*, normale dans plus de sa moitié inférieure, présente dans sa partie antérieure et supérieure, dans une étendue et suivant une forme qui rappellent absolument celles de la portion restante du tympan droit (piliers et luette), une coloration blanchâtre. L'aspect de cette membrane, qui a conservé son état luisant, ne saurait être mieux comparé qu'à celui de l'hypopion dans l'œil. On ne peut plus voir le manche du marteau ni son apophyse externe. L'épiderme enlevé, l'état du tympan reste le même.

La *caisse*, que nous venons d'ouvrir en enlevant avec le ciseau la paroi supérieure, nous montre, au niveau de la tête du marteau et de toute la partie supérieure du tympan, une certaine quantité de mucus qui comble tout l'espace compris entre cette membrane et la paroi labyrinthique de la caisse. Nous coupons ensuite la membrane du tympan délicatement avec un bistouri à lame étroite dans tout son pourtour, de façon à l'enlever pour voir son feuillet muqueux. Mais, à peine avons-nous renversé sa partie supérieure vers le conduit externe que notre pince ramène une couche dense de mucus blanc jaunâtre, filant comme du blanc d'œuf, qui tapisse la muqueuse, et qui donnait à la membrane cet aspect blanchâtre constaté à la partie supérieure de cette membrane avant sa dissection. Nous avons déjà fait remarquer que la portion du conduit externe qui est injecté correspond précisément à cette portion malade du tympan. Quant à ce dernier, nous n'y voyons pas de développement anormal des vaisseaux. Nous trouvons du muco-pus sur le plancher de la caisse, mais la quantité n'en est pas assez considérable pour remonter jusqu'au niveau de la limite inférieure du tympan.

La muqueuse est généralement un peu épaissie et macérée, et ne présente rien, pas plus que dans l'autre oreille, qui puisse ressembler à des granulations tuberculeuses.

Les autres parties de l'oreille, et notamment les cellules mastoïdiennes, sont saines.

Obs. II (personnelle). — Phthisie pulmonaire. — Otite subaiguë à la première période. — Très-belle myringite vasculaire consécutive.

Le 7 mai 1874 est entré dans le service de M. le Dr Blachez, hôpital Saint-Antoine, salle Saint-Louis, no 26, le nommé Demellier (Théodore), 26 ans, charretier, atteint de phthisie pulmonaire avancée.

Examiné au point de vue de la marche et des signes de cette maladie, il ne présenta rien de particulier à noter. Il avait des signes de cavernes dans les deux sommets, avait de la diarrhée, de la laryngite et un état granuleux du pharynx.

Il appela en outre notre attention vers son oreille gauche. Il avait en effet une douleur de moyenne intensité dans cet organe, et elle s'était développée d'une façon subaiguë sept ou huit jours avant son entrée dans nos salles. Il avait remarqué qu'il entendait moins bien de cette oreille et qu'il avait des bourdonnements ressemblant au « sifflet du chemin de fer. » Pas d'écoulement; jamais d'affection du côté des organes de l'ouïe.

Le lendemain de son entrée il présentait à peu près les mêmes symptômes qu'au début de son otite : douleur légère, etc.

L'examen de l'oreille nous révéla les signes suivants :

Acuité auditive. Entend la montre appliquée sur l'oreille gauche. Normale à droite.

Conduit auditif. Parfaitement sain; non douloureux à la pression du spéculum, si ce n'est lorsqu'on l'enfonce un peu trop profondément.

Membrane du tympan. Elle présente une rougeur foncée uniforme, qui ne permet plus de voir aucun de ses détails.

Diagnostic. Myringite vasculaire probablement consécutive à une otite catarrhale à marche subaiguë.

La *trompe d'Eustache* nous parut libre, autant que nous pûmes nous en rendre compte par le procédé de Valsalva, mais n'ayant pas de cathéter ni d'otoscope à notre disposition, il ne nous fut pas possible de nous en rendre mathématiquement certain, et surtout de reconnaître si la caisse contenait ou non une certaine quantité de liquide.

Traitement. Traitement ordinaire de la phthisie. Pour l'oreille : injections d'eau de pavots, cataplasmes en permanence.

12 mai. Amélioration considérable de la douleur et des bourdonnements. Acuité auditive comme à l'entrée. — Même traitement.

Le 20. Douleur à peu près nulle. Même état local. Aggravation des symptômes de la maladie générale.

Le 26. Mort à 4 heures du matin. Rien à noter.

Autopsie faite le 27 à 10 heures.

Cavernes dans les lobes supérieurs des deux poumons. Entérite tuberculeuse; lésions surtout marquées vers la dernière portion de l'intestin grêle et dans le cæcum.

Ulcérations sur les cordes vocales qui sont légèrement épaissies. Ces lésions sont surtout marquées vers la partie postérieure du larynx, au niveau des deux arythénoïdes.

Légère inflammation de la muqueuse trachéale qui présente de petites plaques d'aspect chagriné et disséminées çà et là sur toute l'étendue du conduit aérien.

Rien de particulier à noter à notre point de vue dans les autres organes.

Conduit auditif externe. Pour l'étudier, nous enlevons sa paroi antérieure ou glénoïdienne. Cette préparation facile nous permet de voir tout l'intérieur du conduit et la face externe du tympan. La peau est parfaitement saine dans presque toute son étendue. Ce n'est qu'à la partie supérieure qu'on voit un peu d'injection des vaisseaux du derme qui se continuent dans la couche dermique du tympan. Cette vascularisation s'étend à environ 1 mill. 1/2 au delà de la membrane.

Membrane du tympan. Examinée telle que nous la montre notre préparation, elle présente une teinte d'un rouge vineux. On ne voit plus aucun des détails que l'on décrit sur cette membrane à l'état sain. La rougeur n'est pas uniforme partout : elle est surtout très-forte vers la partie supérieure correspondant au manche du marteau et dans la partie postérieure et un peu inférieure. Mais en bas et surtout en avant, la rougeur a presque complètement cessé, la membrane est encore un peu transparente. On voit néanmoins, en cet endroit, même à travers l'épiderme, de petites stries vasculaires excessivement fines que l'on distingue très-facilement en regardant la membrane à contre-jour, la caisse ayant été ouverte. L'épiderme étant enlevé (et il est très-épais et se détache facilement), on voit une magnifique injection vasculaire qui se présente de la façon suivante :

De haut en bas, suivant le trajet du marteau, on voit deux vaisseaux manifestement plus gros que tous les autres. Ils se terminent vers l'ombilic où ils s'anastomosent en décrivant une double courbe à concavité supérieure, que l'on pourrait comparer à l'anastomose de la radiale avec la cubitale, au moyen des deux arcades palmaires.

De ces deux vaisseaux, et surtout de leur extrémité inférieure, partent de petits vaisseaux très-fins, qui s'irradient dans toutes les directions de la membrane du tympan. D'autres vaisseaux très-fins et très-nombreux, du volume des branches de division des deux principaux vaisseaux, partent en rayonnant de tous les points de la périphérie de la membrane, et viennent par de véritables capillaires s'anastomoser avec les branches terminales des deux gros vaisseaux décrits ci-dessus. Cette vascularisation périphérique est contenue dans la couche dermique du tympan, et se continue avec celle que nous avons décrite dans la partie profonde du conduit auditif.

Caisse. — Ouverte par la paroi supérieure, elle nous présente les lésions suivantes :

Muqueuse considérablement épaissie, ayant près de 1 millimètre d'épaisseur. rouge, boursouflée, mollasse. A la partie supérieure il y a adhérence de la muqueuse du tympan avec celle qui tapisse la paroi labyrinthique.

D'où résulte que le marteau, dans toute son étendue, est perdu dans une masse de muqueuse rouge et épaisse, qui empêche de le distinguer. Cette partie correspond à la portion la plus enflammée de la membrane du tympan. Il résulte encore de cette adhérence, entre la paroi interne et la paroi externe de la caisse, que le tympan est fortement porté vers le labyrinthe. Il y a en effet exagération de l'ombilic.

Pour mieux voir l'intérieur et surtout la partie basse de la caisse, une coupe est faite à travers le rocher, parallèlement à la face labyrinthique et ne laissant qu'une lamelle très-mince de cette paroi. Ce qu'il en reste est enlevé avec beaucoup de précaution au moyen d'une forte pince. Nous pouvons alors soulever la muqueuse qui tapissait cette paroi et nous rendre compte de nouveau de son épaisseur considérable.

Nous remarquons que l'étrier qui a dû être appliqué plus fortement sur la fenêtre ovale, par suite de la convexité plus grande du tympan vers la caisse, a une de ses branches fracturée; mais nous n'oserions pas affirmer que cette lésion n'ait pas été produite par nous dans cette difficile préparation. La chaîne des osselets est d'ailleurs intacte.

Tandis que la partie supérieure de la caisse ne présente plus de cavité, par suite du rapprochement de ses parois et de l'épaississement de la muqueuse qui les tapisse, sa partie inférieure a conservé à peu près sa cavité normale. Elle contient dans sa partie la plus déclive une petite quantité de pus qui n'arrive pas jusqu'au niveau de l'insertion tympanique inférieure. En aucun point la muqueuse ne présente un aspect qui puisse faire songer à des granulations tuberculeuses.

Trompe d'Eustache rétrécie à son orifice tympanique par suite de l'épaississement considérable de sa muqueuse.

La *fenêtre ovale* semble normale.

La *fenêtre ronde* est peut-être un peu épaissie et présente une teinte un peu rosée due à une légère inflammation de sa couche muqueuse.

Cellules mastoïdiennes et *labyrinthe* normaux.

L'autre oreille est parfaitement saine, l'acuité auditive y était d'ailleurs normale.

Nota. — Cette magnifique myringite vasculaire a été dessinée toute fraîche à Clamart et est reproduite dans le livre de M. Tillaux.

CHAPITRE II.

ÉTIOLOGIE ET PATHOGÉNIE.

Deux opinions sont en présence pour expliquer le développement de l'otite chez les phthisiques.

Pour les uns, des produits tuberculeux se développent dans 'appareil auditif, et principalement dans les cellules mastoïdiennes, se ramollissent, viennent tomber dans la caisse, l'enflamment, et constituent ainsi l'otite moyenne suppurée avec toutes les conséquences et les complications dont cette affection peut être suivie, quelle que soit d'ailleurs l'influence sous laquelle elle s'est produite.

Pour les autres, l'inflammation de la caisse, au lieu d'être secondaire, est, au contraire, le point de départ de tous les accidents, et cette matière blanchâtre que leurs adversaires ont prise pour du tubercule, n'est pour eux que du pus concret.

Parmi les auteurs qui ont décrit l'*otite tuberculeuse,* nous devons citer, en première ligne, Rilliet et Barthez, qui, dans leur Traité, consacrent quelques pages à l'étude des *tubercules du rocher*. Cet article est fait d'après l'étude de quatre cas seulement, observés chez des enfants. « Ils ont vu deux fois des tubercules enkystés bien évidents. » La seule preuve qu'ils donnent pour appuyer leur opinion, c'est que, « dans aucun des quatre faits qu'ils ont rapportés, l'altération de l'os ne leur a paru semblable à la carie. Le tissu osseux n'était ni noir, ni mou, ni crépitant, mais seulement infiltré de pus ou séparé en séquestres volumineux. »

Tassel (*Société anatomique,* t. XXIX, 1854, page 276), dans une observation ayant pour titre : *Tubercule du rocher*, parle « d'une cavité anfractueuse aux dépens de la caisse et des cellules mastoïdiennes, remplie d'une matière hétéromorphe formée par du tubercule enkysté (examen microscopique). »

Wilde, analysé par Triquet (*Moniteur des hôpitaux*, septembre et octobre 1854), fait mention de dépôts de matière strumeuse dans la caisse du tympan.

Le Maître (*Société anat.*, t. XXIII, 1848, p. 18) admet que, dans le cas d'otite qu'il rapporte, un tubercule s'est développé dans le rocher, s'est ouvert dans la caisse, etc., mais il ne fournit aucune preuve à l'appui de son interprétation.

Menière, dans sa traduction de Kramer, ajoute en note : « qu'il a trouvé de la matière tuberculeuse crue ou ramollie dans la caisse et dans toutes ses dépendances, et que l'apophyse mastoïde est surtout le siége de cette altération remarquable. »

Enfin, Morel-Lavallée (*Gazette médicale*, 1850, p. 27) parle du temporal d'une femme morte de phthisie aiguë, sur lequel des tubercules remplissaient le conduit auditif, en partie l'oreille moyenne, et s'étendaient à l'apophyse mastoïde, qui se trouvait altérée dans un point de sa partie supérieure.

En lisant les auteurs que nous venons de citer, on voit qu'ils se contentent presque tous d'affirmer, et qu'aucun d'eux n'a appuyé son opinion de raisons propres à entraîner la conviction. Ils ont vu dans les cellules mastoïdiennes une matière blanchâtre ressemblant à du tubercule ramolli, et, comme les malades soumis à leur observation étaient tuberculeux, ils ont conclu que cette matière devait être du tubercule. « Nous ne voyons pas plus de raisons pour séparer la nécrose du rocher, chez les tuberculeux ou les scrofuleux, de la tuberculisation de cet os, que nous n'en avons vu pour distinguer la tuberculisation méningée de la méningite des tuberculeux. » Telles sont les conclusions de Rilliet et Barthez, qui, nous le voyons, raisonnent bien plus par analogie que d'après l'observation des faits.

Tassel appuie son opinion d'un examen microscopique duquel il conclut à du tubercule. Nous ne voulons nullement contester la valeur de ce moyen d'investigation, mais pouvons-nous de ce seul fait conclure à la généralité, quand nous voyons un autre auteur, Triquet, arriver par le même moyen à un résultat tout opposé. Il s'agissait, dans ce dernier cas (*Gazette hôp.*, 9 janvier 1851), d'un tuberculeux dans l'oreille duquel on avait trouvé cette matière d'aspect caséeux. « Pour avoir toute la certitude possible, dit l'auteur, ce liquide a été examiné au microscope, et on a trouvé tous les caractères du pus phlegmoneux. Cette otite, bien qu'observée sur un phthisique, n'avait donc point pour cause des tubercules du rocher. »

Si nous recherchons maintenant quels sont les adversaires de l'otite tuberculeuse, nous trouvons parmi eux les observateurs les plus compétents en cette matière.

Lebert (*Traité des maladies scrofuleuses*, p. 355) nie le développement du tubercule dans le rocher.

Toynbee et Trœltsch regardent la lésion du rocher comme toujours consécutive à l'inflammation et à l'ulcération de la caisse. Nous tenons à citer *in extenso* l'opinion de ce dernier auteur dont l'autorité, dans les maladies de l'oreille, est une des plus considérables. « Vous trouvez, dit-il, dans Rilliet et Barthez, la tuberculose ou la carie tuberculeuse du rocher indiquée comme une cause fréquente d'otorrhée, qui occasionne, principalement chez les enfants, une pyémie ou une méningite mortelles. A l'autopsie, on constate une grande quantité de cette matière tuberculeuse infiltrée ou enkystée dans l'oreille, et spécialement dans l'apophyse mastoïde.

En examinant les choses de plus près, on pourrait peut-être donner de ces faits une autre explication. Comme il existe une tuberculose du tissu osseux, on est forcé d'admettre la possibilité d'une tuberculose primitive du rocher; mais je dois vous dire cependant que cette affection des os est relativement rare, et vous rappeler que la ressemblance qui existe entre le pus concret et le tubercule ramolli est si grande qu'on peut parfaitement les confondre. Vous savez que le pus, accumulé en grande masse, s'épaissit et se crétifie même en partie, parce que cette sécrétion est trop volumineuse pour subir la régression graisseuse et être résorbée. Le plus souvent, une partie seulement du produit purulent subit la métamorphose graisseuse; ce qui reste devient calcaire, et le pus épaissi forme alors des masses caséeuses, analogues à celles qui peuvent naître du tubercule. On confond très-souvent ces deux masses caséeuses, d'origine très-différente, et leur aspect seul ne suffit pas pour établir le diagnostic. L'oreille et les cellules mastoïdiennes sont disposées de façon à pouvoir contenir une grande quantité de pus, qui, peu à peu, se dessèche et devient caséeux; il se pourrait donc bien que la plupart des cas de tuberculose du rocher, rapportés par les auteurs, ne fussent autre chose que d'anciennes masses purulentes, qui ont eu le temps de s'amasser et de s'épaissir, par suite d'une otorrhée chronique et de la malpropreté des malades. »

M. S. Duplay (*Path. ext.*, III, p. 163 et suiv) parle seulement de la présence de productions anormales qui seraient constituées par des masses tuberculeuses suivant les uns, par de la cholestérine et du pus desséché selon les autres. Il ne croit pas à la tuberculisation de l'oreille.

Citons enfin la conclusion à laquelle est arrivé M. Brouardel, dans son excellent travail sur la carie et la nécrose du rocher : « Malgré les affirmations catégoriques des auteurs qui admettent l'existence du tubercule du rocher, il faut attendre de nouveaux faits, et les livrer à une étude minutieuse avant de pouvoir établir l'histoire de la tuberculisation du rocher. Ce qui, peut-être, a fait un peu facilement admettre son existence, c'est que beaucoup de ces lésions osseuses du rocher se développent chez des tuberculeux. Mais il faut se garder de conclure de ce fait clinique intéressant à la nature de la lésion. Il peut très-bien se faire, en effet, qu'il y ait ici non pas lésion primitive de l'os, mais lésion consécutive à l'inflammation chronique de la muqueuse qui tapisse les cavités du rocher. Celle-ci, en effet, présente, chez les tuberculeux, des inflammations chroniques, persistantes, de même nature que celles qui envahissent les autres muqueuses. »

Tel est l'état de la question. Parmi les autres auteurs de pathologie ordinaire ou de pathologie spéciale de l'oreille, nous avons trouvé, à peine dans quelques-uns, l'otite citée comme complication possible de la phthisie.

Grisolle parle de l'otorrhée qui peut être bilatérale et amener à sa suite une surdité irrémédiable. Il a vu survenir dans ces conditions un cas d'hémorrhagie de la carotide.

Monneret, Niemeyer, Jaccoud et plusieurs autres, ne signalent même pas le fait clinique.

M. Bonnafont, quand il étudie les causes de l'otite moyenne

aiguë ou chronique, « admet en première ligne comme pouvant plus spécialement agir sur l'os et le disposer à se carier, la constitution strumeuse, avec prédisposition à la tuberculisation. » Nous pourrions multiplier les citations; elles ne serviraient qu'à montrer combien on a peu fait pour la solution de cet important problème de pathogénie.

Pour nous, notre opinion a passé par plusieurs phases, et c'est uniquement par l'interprétation rigoureuse des faits, et après avoir pour ainsi dire fait table rase de tout ce qui avait été écrit sur la matière, que nous sommes arrivé à la conclusion que nous espérons démontrer; conclusion dans laquelle nous rejetons absolument l'existence du tubercule dans l'oreille.

Le premier malade que nous avons rencontré, et qui a même été le point de départ de ce travail, fait l'objet de l'observation 9. Nous ne connaissions aucunnement alors le sujet d'otiatrique que nous étudions aujourd'hui. Notre malade avait vu sortir de son oreille une matière blanchâtre, épaisse, ressemblant à du « fromage blanc », et nous apercevions encore sur le tympan une masse d'aspect analogue à celle qu'il décrivait. Comme il portait des signes généraux et physiques d'une phthisie au 2e degré, nous nous demandâmes tout naturellement si nous n'avions pas affaire à du tubercule. Notre excellent maître M. Tillaux nous engagea à étudier ce sujet, pour en faire plus tard l'objet de notre travail inaugural.

Le deuxième malade que nous avons eu occasion d'observer était dans le service de M. Cadet de Gassicourt (obs. 8). A l'autopsie nous trouvions une infiltration des cellules mastoïdiennes par « de la matière caséeuse, d'un blanc jaunâtre, se montrant par îlots du volume d'un grain de chènevis environ, et remplissant les cellules de cette apophyse. » Cet aspect ressemblait absolument à la description de Rilliet et Barthez, et de quelques autres auteurs que nous avions lus, et nous pensâmes avoir sous les yeux de véritables tubercules du rocher.

Une portion de cet os fut mise à macérer; mais l'examen mi

croscopique ne put en être fait aussitôt, et aujourd'hui même nous ne connaissons pas encore le résultat qu'il donnera.

Une autopsie que nous avons faite vers la fin de février dernier (obs. 13), vint ébranler notre conviction naissante. Nous ne retrouvâmes plus ces belles cellules pleines de matière d'aspect caséeux qui nous avaient séduit. Les cellules étaient rudimentaires, d'un volume à admettre à peine un stylet de trousse, et nous eûmes l'idée que la poussière osseuse produite par la scie pouvait suffire à remplir ces petites lacunes, et à leur donner un aspect qui rappelait assez bien l'état du premier rocher que nous avions observé. De plus, il existait en un endroit (o. dr.) de notre coupe une « masse jaunâtre, molle et du volume d'une lentille. Nous pûmes la détacher facilement avec la pointe d'un stylet; mais elle laissa une excavation tapissée par la muqueuse des cellules mastoïdiennes. » C'était une cellule restée normale et remplie de cette matière que nous avions prise, dans notre observation 8, pour du tubercule ayant subi la transformation caséeuse.

Dans l'oreille gauche du même sujet, nous trouvâmes également une cellule mastoïdienne pleine de la même matière et encore tapissée par sa muqueuse.

A partir de ce moment notre première opinion fut ébranlée, et nous fûmes plus disposé à quitter le camp des partisans du tubercule pour nous ranger du côté de leurs adversaires. Il était en effet évident que cette matière ne pouvait s'être développée dans la cellule normale où nous la trouvions, puisque le tissu osseux et la muqueuse qui forment cette cellule étaient sains. Il n'y avait non plus aucune trace d'irritation formative autour de ces masses caséeuses. Nous ne trouvions nulle part de granulations transparentes qui auraient constitué la lésion tuberculeuse au début. Il nous sembla trouver dans ce fait une confirmation de l'opinion de Trœltsch, qui, nous l'avons dit, pense que cette matière n'est autre chose que du pus concret.

Environ un mois plus tard, nous avions à étudier un nouveau rocher, et cette fois (obs. 6) nous trouvions « les cellules mastoïdiennes presque normales, contenant un peu de pus liquide qui disparut facilement sous un filet d'eau. » Cependant les parois de la caisse étaient profondément altérées par la nécrose, puisque l'ulcération s'avançait jusqu'au contact des organes importants qui avoisinent la caisse, et que le facial était complètement détruit.

Dans un autre cas observé à quelque temps de là, nous constations (obs. 7) des lésions encore plus profondes de la caisse, formant un remarquable contraste avec les cellules mastoïdiennes à peine malades. « Elles étaient seulement remplies de pus non concret, et ne ressemblant pas du tout à la matière d'aspect caséeux de notre premier rocher. Les lamelles osseuses n'étaient pas détruites, sauf dans un point très-limité, vers l'endroit où elles communiquent avec la caisse. »

Dans ces deux observations, si l'apophyse mastoïde eût été le point de départ de la nécrose de l'os, par suite du ramollissement des masses prétendues tuberculeuses, et que l'otite et les altérations de la caisse n'eussent été que consécutives, n'aurions-nous pas trouvé cette apophyse beaucoup plus malade que la caisse ? Or, c'est absolument tout le contraire qui a lieu : la caisse est très-malade, puisque plusieurs de ses parois sont détruites (obs. 7) : paroi jugulaire, paroi carotidienne, paroi cérébrale, tandis que les cellules mastoïdiennes contiennent à peine un peu de pus, et que nous ne trouvons les cloisons de ces cellules altérées qu'en un espace très-limité, et qui fait paroi à la caisse.

Une seule chose pouvait nous éclairer définitivement, c'était l'étude de la lésion tout à fait à son début.

Le hasard vint nous servir à merveille, en nous offrant une autopsie d'un malade de notre service, chez lequel l'otite avait marché sous nos yeux, et était encore à la première période quand le sujet succomba aux progrès de sa phthisie.

Là nous trouvâmes (obs. 2) les cellules « absolument normales», et la muqueuse de la caisse seule était le siége d'une inflammation catarrhale avec sécrétion d'un peu de muco-pus. « En aucun point la muqueuse ne nous présenta un aspect qui pût nous faire songer à des granulations tuberculeuses. »

Enfin, quelques jours après, nous faisions une nouvelle autopsie (obs. 1), exactement dans les mêmes conditions. L'otite s'était développée assez longtemps après l'entrée du malade dans nos salles, et quand il mourut elle était encore à la première période. Cette fois l'otite était bilatérale. Dans les deux oreilles nous trouvâmes les cellules mastoïdiennes aussi saines que dans l'observation précédente, et dans les deux oreilles nous pûmes constater les lésions de l'otite catarrhale simple, sans traces de granulations tuberculeuses.

Nous avions donc, dans ces deux derniers faits, une démonstration toute naturelle tirée de la marche de la maladie, et qu'aucun auteur jusqu'à présent n'a fournie, parce qu'aucun n'a étudié la maladie tout à fait au début, comme nous avons pu le faire dans les trois oreilles de nos observations 1 et 2.

Ceux qui partagent l'opinion que nous soutenons ne sont arrivés à l'admettre que par exclusion, n'ayant pas trouvé de tubercules (Lebert, Trœltsch), ou par analogie, admettant l'inflammation chronique de la muqueuse de la caisse comme étant de même nature que celles qui envahissent les autres muqueuses dans la phthisie (Triquet et M. Brouardel).

Désormais, il ne fut plus douteux pour nous que la marche, dans tous les cas d'otite venant compliquer la phthisie, ne fût celle que nous démontrons comme incontestable dans nos deux dernières observations, à savoir que la maladie débute par un catarrhe de la caisse.

Restait à expliquer la production de cette inflammation, le plus souvent chronique d'emblée, chez les phthisiques.

Nous pensâmes pendant quelque temps, avec les derniers auteurs que nous venons de citer, qu'il s'agissait d'un catarrhe absolument analogue à celui qui se développe sur d'autres muqueuses, celle de l'utérus, par exemple, à une période avancée de la maladie générale.

Cependant en relisant nos observations, il nous fut facile de découvrir que ce raisonnement pèche essentiellement par plusieurs points : 1° L'otite des phthisiques n'est pas toujours chronique d'emblée, comme les catarrhes des autres muqueuses observés dans cette maladie, puisque nous la voyons franchement aiguë dans nos observations 5 et 10. 2° L'otite n'arrive pas toujours, comme les autres catarrhes, à une période avancée de la maladie, puisque dans nos observations 3, 5, 7, 10, elle a coïncidé avec une époque et des signes peu avancés de la tuberculose. 3° Parmi les autres affections qui réduisent le malade à un état de consomption aussi grave que celui de la phthisie, il en est où jamais l'otite n'a été signalée comme complication.

Nous ne savons pas, en effet, que personne ait jamais songé à parler de l'otite des cancéreux par exemple. Et pourtant ces pauvres malades arrivent bien, eux aussi, au dernier degré du marasme, et cependant jamais d'otite dans les cas de ce genre.

Nous ne pouvions donc plus, dès lors, interpréter la maladie d'oreille comme une simple manifestation possible de la cachexie tuberculeuse. C'est alors que nous avons eu l'idée de comparer entre elles les différentes maladies qui se compliquent le plus souvent de catarrhe aigu ou chronique de la caisse.

Triquet (Gazette des hôp., 7 janv. 1851) avait déjà parlé de la ressemblance ou plutôt de l'identité qu'il avait rencontrée entre les lésions de l'otite de la fièvre typhoïde et de celle de la tuberculose. Plus tard (Leçons cliniques, 1866, p. 119), il dit « qu'on observe très-souvent des écoulements puriformes et sanguinolents de l'oreille pendant la durée des exanthèmes fébriles et des fièvres graves (rougeole, scarlatine, variole, fièvre typhoïde, érysipèle de la face) et aussi chez les phthisiques. »

La plupart des auteurs citent également les symptômes

otorrhée ou surdité parmi les complications de ces maladies. Enfin tout le monde sait combien est fréquente l'otite des scrofuleux, et M. Bazin, dans ses leçons sur la scrofule, parle en quelques lignes de la fréquence du « catarrhre auriculaire. »

Voilà donc une complication qui est commune, avec des variétés plus ou moins grandes dans la fréquence, à un certain nombre de maladies. Et pourtant ces maladies ne sauraient être placées dans un même groupe par l'ensemble de leurs caractères. Mais, sans être pour ainsi dire de la même famille, elles ont, à notre point de vue, un lien important de parenté : ce sont des maladies *angineuses*.

Nous ne voulons pas dire par cette expression que les maladies que nous avons citées soient toujours accompagnées d'angine. Le fait est vrai tout au plus pour la scarlatine, à laquelle Trousseau a donné spécialement cette épithète, que nous nous permettons d'étendre à ces différentes affections qui se compliquent de temps en temps d'angine.

M. Peter a, en effet, décrit dans son excellent article du Dictionnaire des sciences médicales, parmi les angines aiguës : celles de l'érysipèle de la face, des fièvres éruptives (scarlatine, rougeole, variole) et enfin celle de la fièvre typhoïde. Si cette dernière est beaucoup moins connue que les autres, c'est, dit-il, « qu'elle est le plus souvent méconnue en raison de la prédominance des symptômes bien autrement importants en raison de l'état d'adynamie du malade qui ne se plaint pas de sa gorge. »

Parmi les angines chroniques, le même auteur parle des angines scrofuleuse, syphilitique et granuleuse.

Cette dernière, l'angine granuleuse ou glanduleuse, est celle qui doit nous occuper spécialement, parce que c'est elle que nous rencontrons dans la phthisie. Elle peut sans doute reconnaître d'autres causes que cette diathèse, et c'est ainsi qu'on l'a appelée l'angine des chanteurs, des buveurs, des fumeurs, etc. Mais il est incontestable que l'une des causes qui favorisent le plus souvent son développement, c'est la diathèse tuberculeuse,

Trousseau et Belloc, dans leur traité de la phthisie laryngée, ont publié deux observations qui, d'après MM. Hardy et Béhier, semblent se rapporter plutôt à la pharyngite chronique qu'à la laryngite.

«Le pharynx des phthisiques, dit M. Pidoux, dans son traité de la phthisie (p. 287), est très-souvent et certainement, dans plus de la moitié des cas, affecté d'une phlegmasie chronique qui a pour siége principal les follicules muqueux de cet organe. Ils sont rouges, gonflés, hypertrophiés, sur un fond enflammé lui-même, quelquefois pâle et sans apparence. Cette angine granuleuse préexiste quelquefois à la phthisie. Dans d'autres cas, elle se développe dans son cours, et elle arrive à son maximum d'intensité à la fin du 2e ou au commencement du 3e dégré de la maladie.»

MM. Hérard et Cornil parlent également (p. 92) de la pharyngite granuleuse des phthisiques. Après avoir décrit la laryngite qu'on observe dans cette maladie, ils ajoutent : « c'est sous une influence irritative analogue que se montrent à la muqueuse pharyngienne, ces hypertrophies des glandes en grappe qui constituent la lésion la plus essentielle de la pharyngite granuleuse. »

Nous voyons donc, d'après les auteurs les plus autorisés, que l'angine est loin d'être rare dans la phthisie ; nous voyons également que par ce caractère, elle marche à côté des autres maladies citées plus haut et qui sont le plus souvent suivies d'otite.

D'un autre coté l'anatomie ne nous apprend-elle pas qu'il existe entre le pharynx et l'oreille moyenne les rapports les plus considérables par l'intermédiaire de la trompe d'Eustache? La muqueuse de ce conduit est, en effet, la continuation immédiate de celle du pharynx. « En haut et en avant, écrit M. Sappey (t. IV, p. 137) à propos de la muqueuse du pharynx, elle entoure le pavillon de la trompe d'Eustache, puis se prolonge dans l'intérieur de ce conduit en s'amincissant de plus en plus pour aller se continuer avec la muqueuse de la caisse du tympan. » Le même auteur, étudiant la muqueuse de la trompe dit (t. III, p. 821) « qu'elle est remarquable par le réseau lympathatique qui la recouvre ; en piquant sa partie superficielle sur le pourtour de l'orifice guttural, on obtient aussitôt un très-beau réseau qui se prolonge dans le conduit, mais qu'il lui a été impossible de suivre au delà de sa partie moyenne. Ce réseau se continue avec celui qui recouvre le voile du palais et toute la muqueuse pharyngienne ; de là, sans doute, la rapidité avec laquelle les inflammations du pharynx du voile du palais et des amygdales se transmettent à l'organe de l'audition .»

Nous retrouvons les mêmes rapports dans la pathologie.

MM. Hardy et Béhier (t. II, p. 225) signalent parmi les complications de l'angine glanduleuse, la propagation par contiguïté de tissu, aux organes voisins et entre autres à l'organe de l'ouïe. Trœltsch, p. 300, insiste d'une façon toute particulière sur ces mêmes rapports pathologiques, dans un chapitre spécial qu'il intitule « Catarrhe chronique du pharynx et des fosses nasales, leur coexistence avec le catarrhe chronique de l'oreille. »

Ces différentes considérations, sur lesquelles nous avons insisté à dessein, ne nous démontrent-elles pas d'une façon péremptoire la marche de l'otite dans les maladies générales que nous avons énumérées plus haut, et dans la tuberculose en particulier?

On pourra nous demander maintenant si tous les phthisiques qui voient survenir à une période quelconque de leur maladie une complication du côté de l'oreille avaient forcément une pharyngite auparavant. Nous ne voudrions pas affirmer le fait, parce que nous ne voyons pas pourquoi un phthisique serait plus exempt qu'un individu bien portant d'avoir sous l'influence du froid, par exemple, une otite de la caisse; mais nous pouvons établir d'après nos observations personnelles que tous nos malades atteints d'otite ont eu à un moment donné des symptômes du côté de la gorge. Ce fait est des plus caractéristiques dans notre observation 3 où nous voyons le malade « avoir depuis l'âge de 10 à 12 ans, une prédisposition habituelle aux maux de gorge, » et où nous voyons l'inflammation pharyngo-laryngée précéder de plus de deux ans, avec des périodes de rémission et d'exacerbation, la maladie d'oreille. De plus, dans cette observation, l'extinction de voix et la douleur pour avaler existent continuellement, plus ou moins marquées, depuis le commencement de l'année 1871 jusqu'au mois de mars 1873, époque à laquelle éclatent les douleurs d'oreille et la diminution de l'ouïe.

Deux fois nous avons vu naître l'otite sous nos yeux (obs 1 et 2), deux fois nous avons constaté des signes préexistants de pharyngo-laryngite chronique.

Dans notre observation 3, nous voyons le malade, qui les jours précédents n'éprouvait pas de douleur dans ses oreilles, être pris de mal de gorge assez fort, et ce dernier « réveiller des douleurs vives dans l'oreille gauche malade depuis longtemps, et un peu aussi dans l'oreille droite. » A ce moment cette dernière n'avait encore rien; quinze jours plus tard nous y constatons au speculum les signes d'une otite commençante. Le malade est sorti peu de jours après, sans quoi nous eussions certainement vu la perforation et l'otorrhée survenir. Chez le le malade de M. Tillaux (obs. 4) la chose est des plus évidentes. Il s'agit d'un jeune homme phthisique ayant de l'angine granuleuse, dont le début précède de quatre ou cinq ans celui de l'otite. De temps en temps, il se fait des poussées aiguës vers la gorge, et c'est probablement au moment de l'une d'elles que vient éclater l'otite. Dans le cas observé par le Dr Sockeel (obs. 10) nous voyons également le malade entrer à l'infirmerie pour une angine, plusieurs jours avant de venir à l'hôpital où se fait sa perforation.

Enfin c'est l'observation 5 qui nous démontre de la façon la plus évidente le fait que nous voulons établir. Ici le malade éprouve des symptômes violents du côté de la gorge : « la voix est éteinte, il ne peut avaler, les ganglions s'engorgent. Au bout de quelques jours, écoulement de pus par l'oreille amenant une rémission de la douleur. »

Mais il ne faut pas croire d'ailleurs que les symptômes de l'angine des phthisiques soient toujours aussi faciles à constater, et de ce qu'un malade n'aurait pas de signes bien évidents du côté de la gorge, soit qu'il ne s'en plaignît pas, ou même que l'examen superficiel de l'organe ne révélât rien, il ne faudrait pas se hâter de conclure à la non-existence du catarrhe pharyngé. « On explore rarement la partie supérieure du pharynx, dit Trœltsch, aussi connaît-on peu son état normal et ses lésions pathologiques assez fréquentes. Elle est tellement cachée que c'est à peine si on l'aperçoit dans les autopsies. » Or d'après Kœlliker, il s'y trouve une si grande quantité de follicules glandulaires qu'on dirait une répétition des amygdales. Trœltsch a trouvé dans cette région, chez un phthisique de 19 ans (p. 313) atteint d'une maladie de l'oreille, une tumeur grosse comme un noyau de cerise enclavée entre ces glandes augmentées de volume par le catarrhe (1). Les opinions et les faits que nous venons de citer, nous semblent suffisants pour expliquer le mode suivant lequel l'oreille peut devenir malade à la suite des inflammations du pharynx dans la phthisie. Si l'on nous demande maintenant pourquoi nous n'observons pas l'inflammation de la caisse du tympan dans tous les cas d'angine primitive par exemple, nous répondrons d'abord que, quoique rare, la surdité se rencontre quelquefois chez les personnes sujettes aux angines catarrhales indépendantes de toute autre maladie. M. Lasègue dit, en parlant des angines simples (Traité des angines, p. 328) : « On a vu que chez l'enfant l'ex-

(1) Cette matière était surtout composée de cristaux de cholestérine.

tension du catarrhe avait surtout lieu vers les trompes d'Eustache ; on retrouve la même disposition chez certains adultes qui ont conservé, comme il arrive à propos de tant d'autres maladies, les aptitudes pathologiques de l'enfance. » Il cite à ce propos l'exemple d'une femme de 32 ans, sujette aux maux de gorge depuis l'enfance, sans hypertrophie des amygdales et dont la dysécée depuis quatre ans surtout paraît s'être notablement aggravée. Jamais le larynx n'a été affecté, mais chaque recrudescence est marquée par un coryza sans excrétions nasales. Après chaque poussée l'ouïe reste plus obtuse.

Quels sont donc, dans les cas de ce genre, les lésions qui se produisent du côté de l'appareil auditif? Ce sont, ou des altérations limitées à la trompe d'Eustache : rétrécissement et même obstruction par suite de l'épaississement de la muqueuse de ce conduit, ou les mêmes altérations de la trompe avec extension à la muqueuse de la caisse qui constituent l'anatomie pathologique de l'otite sèche, appelée encore sclérémateuse.

Nous avons observé un cas de ce genre chez un de nos amis, élève de l'Ecole Centrale. Ce jeune homme, lymphatique, avait été sujet aux maux de gorge pendant son enfance. Il en était résulté une surdité complète de l'oreille gauche dont il ne pouvait fixer le début et qui remontait peut-être à plus de quinze ans au mmont où nous le présentâmes à M. Tillaux. Après plusieurs séances, ce chirurgien est arrivé, au moyen du cathétérisme vrai (c'est-à-dire avec une bougie en baleine) à déboucher la trompe qui était complètement obstruée. Le malade sentit aussitôt la bougie pénétrer dans sa caisse, et le procédé de Politzer lui donna une sensation très-nette du passage de l'air dans sa caisse. Il n'entendit pas plus avant qu'après l'opération. Pourquoi? Parce que non-seulement l'inflammation chronique, consécutive aux angines répétées, avait retenti sur la trompe pour l'oblitérer, mais parce qu'elle avait encore épaissi la muqueuse de la caisse, la muqueuse des fenêtres et celle du tympan, et qu'il s'était fait une ankylose de la chaîne des osselets.

L'otite sèche n'est donc pas absolument rare dans l'angine simple, mais ce qui l'est certainement, c'est l'otite avec sécrétion muqueuse ou muco-purulente que nous voyons être au contraire la règle dans le groupe des maladies angineuses que nous avons rapprochées de la phthisie, et dans la phthisie elle-même. Pourquoi cette différence ? c'est que dans ces maladies, il y a, en plus de la propagation inflammatoire, un état général qui favorise les catarrhes ou les suppurations, état général déjà invoqué, mais exclusivement, par quelques auteurs comme nous l'avons dit prcédemment, et qui pour nous n'est que la cause prédisposante qui présente un terrain favorable au développement du catarrhe.

Mais l'angine des phthisiques aura quelquefois elle-même besoin d'un autre élément, d'une espèce d'adjuvant pour se propager à la caisse. Ce sera une nouvelle poussée inflammatoire aiguë ou subaiguë survenue sous l'influence du plus léger refroidissement, ou bien encore l'habitude de se coucher toujours du même côté, ainsi que nous l'a fait remarquer le malade de notre observation 8. M. Gubler, dans son cours à la Faculté, a rapporté, à propos des causes de l'inflammation en général le fait suivant : « Pendant le dernier choléra, j'ai observé, du côté droit, des otites, des pneumonies, parce que les tables de nuit étant à droite du lit, les malades étaient couchés sur ce côté. Je fis changer les tables et les accidents changèrent de côté. »

En résumé, nous espérons avoir démontré dans ce chapitre :

1° Que la tuberculose du rocher n'existe pas, ou qu'au moins elle est excessivement rare. Nous n'avons pas trouvé, dans les observations que nous avons lues, un seul cas qui soit de nature à entraîner la conviction que le tubercule existe, tandis que toutes nos observations concourent à démontrer le contraire ;

2° L'otite des phthisiques est un simple catarrhe de la caisse, qui se complique bientôt de carie et de nécrose, par suite de l'ulcération de la muqueuse qui lui sert en même temps de périoste ;

3° Elle est de même nature que celle de la fièvre typhoïde, des fièvres éruptives, etc., en un mot de toutes les maladies que nous pouvons appeler *angineuses* ;

4° Cette otite est toujours consécutive à un catarrhe du pharynx propagé à la caisse par la trompe d'Eustache.

Les trois observations suivantes nous démontrent de la façon la plus évidente que l'otite a été la conséquence du catarrhe du pharynx.

Obs. III (personnelle). — Phthisie à marche lente. — Otite survenue d'assez bonne heure à gauche sans douleur. — Difficulté pour constater la perforation. — Symptômes et signes du début de l'otite à droite. — Prédisposition aux angines.

Le 20 mars 1874, entrait à Saint-Antoine, service de M. le Dr Brouardel, suppléé par M. le Dr Ball, salle Saint-Eloi, n° 25, le nommé Fay (Louis), 48 ans, tourneur.

Très-bonne santé habituelle, jamais de maladie antérieure à celle-ci. Aucune manifestation scrofuleuse dans l'enfance, si ce n'est une prédisposition habituelle aux maux de gorge, qui ne serait survenue qu'à partir de l'âge de 10 à 12 ans. Pas d'antécédents de famille.

Quelques excès alcooliques.

Il fait remonter le début de sa maladie au commencement de l'année 1871, époque à laquelle il a eu pendant quatre ou cinq mois une extinction de voix presque complète. Mais il ne toussait pas encore et ne souffrait nullement. La voix redevient à peu près normale au printemps, mais la toux survient et est accompagnée d'expectoration.

Les choses restent à peu près dans le même état jusqu'au mois de février 1873, époque à laquelle il est pris tout à coup la nuit, s'étant couché en très-bonne santé la veille, d'une hémoptysie très-abondante, d'un véritable vomissement de sang.

Pendant les deux mois qui suivent, il y a, à peu près toutes les semaines, un ou deux crachements de sang légers et survenant de préférence après quelques excès de boisson.

Bientôt la toux augmente, l'expectoration devient plus abondante; l'extinction de voix et l'angine font également des progrès.

Les forces ne tardent pas à diminuer, la maigreur survient, et enfin, depuis trois ou quatre mois, se manifestent des sueurs nocturnes sans accès fébriles notables pour le malade au moins.

Vers le printemps de l'année 1873, c'est-à-dire deux ou trois mois après la première hémoptysie, le malade qui n'avait jamais rien éprouvé du côté de l'organe de l'ouïe, s'aperçoit par hasard qu'il est devenu sourd. Voici comment il nous raconte cet accident : « Occupé à travailer à l'atelier, un de mes camarades m'adresse la parole. Je ne réponds pas, ne l'ayant pas entendu. Il m'accuse d'indifférence, et je ne tarde pas à m'apercevoir que je suis devenu sourd, à mon insu, de l'oreille gauche. »

De plus, en portant son doigt à son oreille, il le retire couvert d'humeur. Ce pus, très-peu abondant, ne coulait pas sur la joue. Sa couleur était d'un blanc légèrement jaunâtre, son odeur plutôt nauséeuse que fétide. Pas de changement du côté de l'apareil auditif jusqu'au commencement de l'hiver: l'écoulement est toujours presque insignifiant, la surdité est devenue complète ; pas de douleur ni de bourdonnements.

Mais vers le mois de novembre, il éprouve des maux d'oreilles qui se manifestent de la façon suivante : en sortant de chez lui pour se rendre à son travail, bientôt une douleur vive, lancinante se déclare ; elle dure environ deux heures, et ce n'est qu'au moment où, par suite de son travail et de la température de l'atelier, il éprouve une certaine moiteur, que la douleur cède complètement. Pour regagner sa chambre le soir, le froid extérieur ramène la même douleur qui ne cède encore que quelque temps après qu'il a éprouvé la chaleur du lit.

30 mars. Depuis une dizaine de jours qu'il est dans le service, c'est-à-dire préservé de tout refroidissement et dans une température convenable, les douleurs ont complètement disparu.

Ramollissements tuberculeux aux deux sommets, mais surtout à gauche, où on entend de gros râles dans la toux. Léger épanchement pleurétique à droite. Otorrhée peu abondante, sans fétidité; quand le malade fait passer de l'air dans la caisse par le procédé de Vasalva, on entend le bruit caractéristique de la perforation. L'examen n'est pas fait avec le spéculum.

L'acuité auditive est normale à droite.

Du 30 mars au 29 avril. Rien de particulier à noter. L'épanchement s'est résorbé, l'oreille coule assez peu. Il y éprouve de temps en temps une douleur si faible, qu'il ne s'en préoccupe pas. Quelques légers bourdonnements.

Il y a deux ou trois jours, sans influence connue, il est pris d'un mal de gorge assez fort qui ramène des douleurs assez vives dans l'oreille gauche et un peu aussi à droite.

12 avril. Les douleurs ont cessé depuis un ou deux jours à gauche, et à droite quelques jours auparavant. Elles n'ont pas d'ailleurs été très-fortes.

L'angine a également cédé en même temps. Aucun traitement n'a été fait.

15 mai. Rien de nouveau depuis la dernière note. Aujourd'hui, nous faisons pour la première fois l'examen complet des deux oreilles.

Le *conduit externe* est tapissé de pus et considérablement épaissi. Il nous est impossible d'introduire assez profondément même le plus petit spéculum de la série pour voir le *tympan*. Nous n'apercevons qu'une surface blanchâtre, mate, sur laquelle se trouve un petit reflet lumineux vers la partie inférieure. Nous ne pouvons pas constater de perforation par aucun des moyens employés pour cette investigation.

L'acuité auditive a baissé depuis quelque temps à droite ; il n'entend plus la montre qu'à 1 centimètre. Il fait remonter cette dysécée au moment où il a éprouvé quelques douleurs dans cette oreille.

Le *conduit externe* est normal, sauf une petite saillie de la grosseur d'un grain de millet et qui saigne au moindre contact du spéculum. Elle est située à la face antérieure du conduit, vers le milieu de sa longueur. C'est probablement quelque petite glande cérumineuse enflammée.

La *membrane du tympan* est absolument mate, blanchâtre, fortement portée vers la caisse, ce que nous jugeons à une saillie considérable de l'apophyse externe et même de tout le manche du marteau, et à l'exagération de la dépression ombilicale.

D'un autre côté, outre l'ombilic normal, existe une autre dépression en arrière du manche et à la hauteur de l'apophyse externe. On y voit un reflet lumineux de forme à peu près arrondie. Le triangle lumineux normal est allongé. La membrane semble immobile (procédé de Valsalva). Le même procédé montre que la trompe est libre. Il y a certainement dans cette oreille une otite à la première période : un catarrhe muco-purulent.

18 mai. Séance pour découvrir la perforation du tympan gauche.

Le 25. Troisième séance, dans le même but, sans résultat.

1er juin. Jusqu'à présent, il n'a jamais été fait d'injection dans l'oreille. On en fait une, après laquelle on constate la perforation : sifflement, gargouillement. On ne peut la découvrir avec le spéculum.

Le malade sort, vers le 15 juin, dans le *statu quo*.

Obs. IV (personnelle). — Phthisie. — Angine chronique précédant de 4 ou 5 ans l'otite.

Le 11 octobre 1874, nous rencontrons à la clinique des maladies d'oreilles (hôpital Lariboisière), de M. le Dr Tillaux, le nommé Taurines, 26 ans, coiffeur. Le malade a le facies de la phthisie pulmonaire, et il en présente les signes physiques. Il tousse depuis quatre ou cinq ans : 1re hémoptysie il y a deux ans, plusieurs autres depuis. Ne se souvient pas d'avoir eu d'affections dartreuses ni scrofuleuses dans sa jeunesse, ne semblait pas sujet aux angines. Cependant il y a cinq ou six ans, début de maux de gorge et de laryngite qui n'ont jamais complètement disparu. Aujourd'hui symptômes et signes de pharyngite granuleuse, voix éteinte.

Chaque fois qu'il avait une poussée aiguë vers la gorge, il éprouvait un peu plus de douleur dans les oreilles, mais le tout se passait en même temps et son acuité auditive était très-bonne.

Cependant, il y a dix mois, à la suite d'une nouvelle poussée il éprouva des bourdonnements très-intenses dans l'oreille gauche, sans douleur; huit jours après, il s'aperçoit de l'otorrhée : matière jaunâtre, épaisse ; disparition des bourdonnements qui ne sont jamais revenus depuis : acuité auditive nulle.

Nous constatons une perforation assez large à la partie antérieure et inférieure de la portion sous-ombilicale.

Depuis huit jours, il éprouve des vertiges, des tournoiements. Pas de perception du tictac de la montre dans toute la moitié gauche de la tête.

Ces derniers symptômes doivent éveiller l'attention du côté du labyrinthe; mais il faudrait suivre le malade pour poser un diagnostic aussi difficile.

Obs. V (M. Chaignot, externe à la Pitié). — Phthisie acquise. — Laryngite, otite et orchite au début de la maladie. — Trachéotomie. — Mort par asphyxie lente.

Michel Jean, 32 ans, chapelier, est entré le 1er septembre 1874, salle Saint-Athanase, n° 22, service de M. Gallard. Bonne santé habituelle, pas de maladies antérieures. Père mort à 82 ans, mère à 73; frères et sœurs bien portants; enfants robustes; femme morte de cancer de l'estomac. Exerce la profession de chapelier depuis quinze ans, n'habite Paris que depuis douze ans.

Dans son métier, il est toujours au milieu d'une poussière intense et c'est à cela qu'il attribue sa maladie : il a vu mourir il y a six mois un de ses compagnons phthisique : cela est fréquent, dit-il, dans leur profession.

Bonnes conditions de nourriture et de logement. Au mois de décembre 1873, il commença à tousser, à perdre ses forces à éprouver une certaine gêne respiratoire.

Le mal fit peu à peu des progrès et en février 1874, il fut obligé de garder le lit. Il éprouvait déjà une douleur violente au larynx avec aphonie plus ou moins complète, engorgement douloureux des ganglions mastoïdiens; difficulté très-grande pour avaler. Presque en même temps douleur atroce dans l'oreille droite. Au bout de quelques jours, écoulement de pus procurant une rémission de la douleur.

A quelques jours d'intervalle, le testicule devient lourd et douloureux. Au bout d'une semaine le malade s'y faisait ouvrir un abcès qui est toujours resté fistuleux depuis. Le testicule gauche est devenu malade il y a trois mois. Aujourd'hui l'épididyme de ce côté est induré tout entier, tête et queue. Pas de suppuration; pas de noyau dans la glande elle-même. Aucun antécédent vénérien.

A l'entrée du malade on constate :

Aphonie complète. Respiration striduleuse ; ganglions sterno-mastoïdiens engorgés ; otorrhée à droite.

Diarrhée depuis huit jours, fièvre hectique. Souffle tubaire sans gargouillement aux deux sommets.

Le 4 septembre. Dans la nuit suffocation nécessitant la trachéotomie. (Les jours suivants il y avait déjà eu deux ou trois accès graves de dyspnée)

Du 4 au 7, plus de suffocation.

Dans la nuit du 7 au 8. Mort avec tous les signes de l'asphyxie lente, bien que la canule fût perméable. Le malade pouvait parler malgré sa canule qui cependant était bien dans la trachée.

Autopsie. — Tout le système veineux est gorgé de sang.

Adhérences des deux sommets du poumon qui sont le siége d'une induration tuberculeuse assez étendue. A la coupe on les trouve tous les deux farcis de tubercules miliaires dans le tiers supérieur.

Légère excavation dans le poumon gauche, mais le droit présente trois cavernes dont la plus grosse a la dimension d'une amande. Pas de liquide dans les plèvres.

La tunique vaginale droite contient environ 30 grammes de liquide clair. Deux masses tuberculeuses grosses comme de petites noisettes et ramollies siégent dans la tête et dans la queue de l'épididyme.

Pas de liquide dans la vaginale gauche.

La tête de l'épididyme de ce côté est envahie par une masse tuberculeuse ramollie, la queue contient du tubercule cru ; il n'y a pas de fistule de ce côté.

La dissection de la trachée montre que les troncs brachio-céphaliques veineux et artériel n'ont pas été atteints, bien que l'incision de la trachée descende jusqu'au sternum, mais de grosses veines sont béantes.

A l'ouverture du larynx on trouve cet organe ossifié, la muqueuse est pâle, grisâtre. Les ventricules sont intacts ainsi que les cordes vocales. A la base de l'arythénoïde droit se trouve une ulcération profonde grisâtre. En y introduisant la sonde cannelée, on en fait sortir une sanie mêlée de petits flocons blancs. Le stylet sent une résistance osseuse, et, en effet, on voit proéminer au fond de l'ulcération une saillie osseuse présentant deux pointes que l'on ne saurait mieux comparer qu'à un chicot de dent.

En arrachant cet os avec la pince, on constate que c'est l'arythénoïde droit complètement ossifié.

A la base de l'arythénoïde gauche se trouve une autre ulcération mais moins profonde ; le stylet n'y sent pas de résistance osseuse. Ça et là on trouve sur la trachée, à sa face postérieure, des épaississements blancs de a dimension d'une tête d'épingle. Sur cette même face postérieure existe une cicatrice un peu plus grande et ovale.

Le cerveau est gorgé de sang. Granulations disséminées sur la pie-mère de la base, et aussi à la face supérieure du cervelet. Rien d'apparent à la surface du rocher droit. L'oreille moyenne n'a pas été examinée.

ÉLÉMENTS DE STATISTIQUE.

Les éléments de statistique que nous donnons ici sont fort incomplets. Lorsque nous avons eu l'idée de rechercher la fréquence de l'otite chez les phthisiques, nous n'avions pas encore songé à la relation que nous établissons entre le catarrhe du pharynx et celui de la caisse. Il serait intéressant de rechercher, dans une nouvelle statistique, l'état de la gorge de tous les tuberculeux et d'établir, outre la fréquence de l'otite par rapport à la maladie générale, sa fréquence relativement à l'angine.

On devrait encore rechercher si les malades atteints du catarrhe laryngo-pharyngé ont été, pendant l'enfance, sujets aux angines, s'ils ont les diathèses herpétique ou scrofuleuse.

Voici les résultats que nous avons obtenus pendant six mois, de janvier à juillet, dans le service de notre maître, M. Blachez et dans celui de M. Ball :

Sur 83 phtisiques (hommes) 10 cas d'otite.
Sur 35 — (femmes) 2 cas.

Deux enseignements peuvent être tirés de cette statistique : 1° la fréquence considérable de l'otite dans la phthisie qui est de 1 cas sur 8 chez l'homme ; 2° la fréquence 2 fois moindre de l'otite chez la femme.

Ce dernier fait, que nous ne pouvions comprendre tout d'abord, s'explique très-bien maintenant par le mode de développement que nous avons établi pour le catarrhe de la caisse. MM. Hardy et Béhier (dans leur excellent *Traité de pathologie*. II, p. 227) nous apprennent, en effet, que l'angine granuleuse est beaucoup plus fréquente chez l'homme que chez la femme. « D'une façon générale, disent ces observateurs consciencieux, les hommes paraissent plus disposés que les femmes aux maladies de tout l'arbre respiratoire, et ce qui prouve que cette différence n'est pas, comme l'ont avancé certains auteurs, tout entière sous l'influence des habitudes plus actives du sexe masculin, c'est qu'on la retrouve chez les enfants : le croup est, en effet, plus fréquent chez les petits garçons que chez les petites filles. L'angine glanduleuse n'échappe pas à cette loi pathologique. »

CHAPITRE III.

SYMPTÔMES ET DIAGNOSTIC.

§ 1. — *Debut du catarrhe de la caisse.*

La première période de l'otite des tuberculeux est essentiellement variable suivant les formes que revêt la maladie.

C'est ainsi que le début peut-être absolument latent dans l'otite chronique d'emblée (obs. 3, 6, 7, 8, 9, 13), tandis que la maladie éclate avec des symptômes très-marqués quand l'inflammation catharrale a une marche aiguë dès le commencement (obs. 5 et 10). Ces cas sont de beaucoup les plus rares. Entre ces deux formes, il y en a une autre, intermédiaire, qui semble avoir à peu près la même fréquence que la première, et dans laquelle l'otorrhée est précédée d'une douleur légère et de bourdonnements plus ou moins intenses, annonçant qu'un travail pathologique se produit du côté de l'organe de l'ouïe (obs. 1, 2, 4, 11, 12).

Il y a pourtant un symptôme qui doit être constant, même dans la forme latente de la première période, c'est la *dysécée*. Car la maladie étant constituée à ce moment par un catarrhe avec sécrétion plus ou moins abondante, nous ne pouvons admettre qu'il n'en résulte pas un certain trouble dans la transmission des ondes sonores. Mais ce degré de dysécée peut être très-léger, et la lésion étant le plus souvent unilatérale, le malade ne s'aperçoit pas de ce léger trouble fonctionnel.

La douleur qui existe dans les formes, aiguë et sub-aiguë, s'explique par l'irritation inflammatoire que subissent les nerfs nombreux de la caisse. Plus l'inflammation sera vive, plus l'irritation sera grande et la douleur forte; et nous voyons quelquefois des douleurs atroces (obs. 5) dans l'otite aiguë. Mais dans cette dernière forme, il nous semble qu'à l'inflammation il faut ajouter une autre cause pour expliquer la violence des souffrances qu'accuse le malade. Nous voulons parler du tiraillement des nerfs de la membrane du tympan. Mais nous avons besoin, pour expliquer ce dernier élément de la douleur, de donner quelques considérations anatomiques sur la distribution des nerfs dans la caisse. La muqueuse qui tapisse cette cavité est innervée par le glosso-pharyngien, dont la branche tympanique, ou de Jacobson, pénètre à travers le plancher pour se porter en haut sur le promontoire.

Hyrtl décrit aussi un petit plexus tympanique, qui, formé de filets anastomotiques du grand sympathique, du trijumeau et du glosso-pharyngien, occupe le plancher de la caisse et la partie antérieure de sa paroi labyrinthique et innerve la muqueuse de toute l'oreille moyenne.

Mais c'est surtout la couche cutanée du tympan qui possède un degré considérable de sensibilité. D'après Trœltsch, elle renferme un rameau nerveux très-gros qui va, ainsi que les vaisseaux principaux de la peau, de la paroi supérieure du conduit auditif à la membrane du tympan. Il naît du nerf auriculo-temporal, rameau sensitif de la troisième branche du trijumeau.

Après quelques lignes de discussion sur ce trajet, l'auteur allemand conclut ainsi : « Quoi qu'il en soit, la couche muqueuse est très-pauvre en nerfs, tandis que la couche cutanée est très-riche et très-sensible. »

Ne trouvons-nous pas dans ces faits l'explication de la douleur si vive qu'on observe dans l'otite aiguë ? Dans ces cas, en effet, non-seulement l'irritation des nerfs de la muqueuse est plus grande, ainsi que nous l'avons déjà dit, mais surtout la sécrétion du muco-pus est considérable et a bientôt rempli complètement la caisse. Tout le liquide ne peut s'écouler par la trompe d'Eustache, rétrécie ou même obstruée par l'épaississement de sa muqueuse et par le pus, et la membrane du tympan est plus ou moins fortement distendue. Il en résulte un tiraillement très-douloureux du nerf le plus sensible, du nerf de la couche cutanée du tympan.

Dans les cas où l'otite est chronique, la perforation se fait avant que la caisse soit remplie de liquide (obs. 1), et une preuve que, dans les cas aigus, la douleur vive est due surtout à cette tension du tympan par le liquide sécrété, c'est la rémission considérable et quelquefois complète qui succède aux perforations du tympan, ou à sa paracentèse, dans le cas d'otite aiguë, quelle qu'en soit la cause.

Les bourdonnements existent dans plus de la moitié des cas à cette période (obs. 1, 2, 4, 5, 10, 11, 12). Ils varient de caractères et d'intensité, quelle que soit la marche de la maladie et sans qu'on puisse en tirer aucune déduction pratique. Dans la plupart des cas, ils peuvent s'expliquer par l'augmentation de la tension du liquide labyrinthique à cause de la pression plus grande exercée par l'étrier sur la fenêtre ovale par suite des adhérences que nous avons décrites en faisant l'anatomie pathologique.

Tels sont les symptômes dont le malade peut nous rendre compte lui-même. Voyons maintenant les signes que le médecin pourra trouver s'il fait, à cette période, l'examen de l'appareil auditif.

Le conduit externe n'est ni rouge ni douloureux, et c'est là un excellent signe pour faire le diagnostic entre le catarrhe de la caisse et l'otite externe. Cependant lorsqu'on enfonce trop profondément le spéculum, le malade, dans la forme aiguë de l'otite, peut ressentir une douleur même assez vive due à la pression que l'instrument exerce sur le tympan très-sensible, ainsi que nous l'avons établi. On peut constater encore quelquefois un peu de rougeur du fond du conduit, due à l'injection des vaisseaux communs à la peau qui le tapisse, et à la couche cutanée du tympan (voir *Anat. path.*).

Le tympan présente un aspect variable suivant les cas.

Dans la forme aiguë, il est d'un rouge plus ou moins foncé, quelquefois vineux, et à peu près uniforme (obs. 2). On n'aperçoit plus aucun des détails qui existent à l'état normal sur cette membrane. Dans la forme chronique, le tympan nous offre un tout autre aspect. Dans notre observation 2 (o. g.), « il présentait, dans sa portion antérieure et supérieure, suivant toute la longueur du manche du marteau, une coloration blanchâtre, luisante, polie, que nous avons comparée à l'aspect de l'hypopyon dans l'œil. On ne voyait plus le manche du marteau. » La matière qui donne lieu à cet aspect est, nous l'avons dit, du « mucus épais, filant, ressemblant à du blanc d'œuf. » (Même obs.)

Dans l'observation 3 (o. dr.) nous apercevons, outre la couleur blanchâtre du tympan, une saillie anormale de tout le manche du marteau et surtout de son apophyse externe, avec exagération de la dépression ombilicale. Ces signes nous démontrent que le tympan, plus fortement porté vers la paroi labyrinthique, y est maintenu par des adhérences, et le Valsalva nous fait constater l'immobilité de la membrane.

Enfin *l'otoscope* peut, dans les cas douteux, servir à éclairer le diagnostic du catarrhe en démontrant, par la perception du gargouillement, l'existence du liquide dans la caisse.

§ 2. — *Perforation du tympan.— Otorrhée.*

Nous savons déjà, d'après notre étude anatomo-pathologique, que le tympan ne se perfore pas tout d'une pièce. Cette proposition est surtout démontrée pour les otites chroniques où nous avons vu le travail de destruction se faire d'abord par la muqueuse et se continuer de dedans en dehors jusqu'à ce que, à un moment donné, il ne reste plus que l'épiderme plus ou moins épaissi qui fasse paroi à la caisse.

On conçoit qu'alors, et même déjà avant que le travail de destruction soit aussi avancé, il doive suffire du moindre effort pour rompre cette membrane devenue excessivement mince et si peu résistante. Le plus souvent, en effet, les malades n'ont nullement conscience du moment où se fait la perforation, et, pour eux, le premier symptôme de leur maladie d'oreille est l'otorrhée. Le malade de notre observation 9 entendit, en se mouchant, un sifflement qu'il compare à « un bruit de scie. » Dès lors la perforation était constituée, et, en effet, il ne tarda pas à s'apercevoir de l'otorrhée qui n'existait pas auparavant.

Dans le cas où l'otite a un certain degré d'acuité, la perforation est douloureuse, les malades éprouvent « une sensation de déchirement excessivement pénible (obs. 10). »

L'otorrhagie qui existe le plus souvent dans les plaies traumatiques du tympan et qui peut même, dans certains cas, être très-abondante, ainsi que nous en avons vu un exemple remarquable dans le service de notre maître, M. Tillaux, et qui est rapporté dans le thèse de M. le D[r] Le Bail (1873), n'existe pas dans la grande majorité des otites que nous étudions. Ce symptôme n'est signalé que dans deux de nos observations et cependant nos autres malades n'auraient pas manqué de signaler cet accident. On sait, en effet, combien le public non médical est frappé des hémorrhagies.

Les deux cas où le fait a existé sont des otites subaiguë (obs. 9) et aiguë (obs. 10), et, de plus, il est certain que si la perforation s'était faite dans notre observation 2, il en serait également résulté de l'otorrhagie, à cause de la vascularisation considérable du tympan. Pourquoi l'hémorrhagie, quand elle existe dans l'otite, n'est-elle jamais aussi abondante que celle qu'on observe quelquefois dans les plaies traumatiques du tympan? C'est qu'au lieu de se faire, comme cela peut avoir lieu dans les cas d'otorrhagie traumatique abondante, vers la partie supérieure du tympan où sont les gros vaisseaux, la perforation dans l'otite se fait toujours (voir *Anath. path.*) dans sa portion sous-ombilicale. Or, nous savons que cette partie de la membrane est à peine vasculaire à l'état normal et contient très-peu de petits vaisseaux, même quand elle est enflammée. Et si l'otite est chronique, il n'y a même pas trace d'hémorrhagie, parce qu'il n'y a pas de vaisseaux anormaux. D'ailleurs, l'otorrhagie, dans l'otite, peut se faire par le conduit externe (obs. 10) ou par la trompe (obs. 9).

Otorrhée.— La matière qui s'échappe par le conduit externe et qui constitue l'otorrhée des phthisiques, a, dans certains cas et au début seulement, des caractères spéciaux à cette maladie. Tandis que le pus qui sort de la caisse quand le tympan vient de se perforer, dans le cas d'otite moyenne indépendante de la tuberculose, est plus ou moins liquide et de la couleur du pus ordinaire, chez les phthisiques nous trouvons une matière épaisse, blanchâtre, qui ne présente les caractères physiques du pus vrai qu'au bout de quelques jours. Dans notre observation 9, le malade s'aperçoit, le lendemain du jour où la perforation lui a été révélée par un sifflement, en se mouchant, qu'il sort de son oreille une matière purulente peu abondante, blanchâtre, épaisse, qu'il compare à du « fromage blanc ». Presque tous nos malades nous ont parlé de cette matière épaisse, qui coulait si peu abondamment qu'elle ne sortait même pas de la conque de l'oreille.

N'avons-nous pas trouvé nous-même cette même matière filante, « ressemblant à du blanc d'œuf », dans la caissse (obs. 1, o. g.), avant la perforation du tympan? Quelle est donc la nature de cette otorrhée qui semble spéciale à l'otite du tuberculeux? Une première fois (obs. 9), nous avons pensé que ce pouvait être du tubercule ramolli, ainsi que nous l'avons dit dans le chapitre précédent; mais nous savons maintenant que c'est tout simplement le mucus que nous avons vu dans la caisse à la première période de l'otite (obs. 1, o. g.), et qui s'en échappe au moment où le tympan vient de se perforer. Or, ce qui confirme notre opinion, c'est que les cas où cette matière est le plus épaisse, sont précisément ceux où ce mucus est mêlé à la plus petite quantité de pus, c'est-à-dire ceux où la maladie a eu une marche chronique dès le début. Dans les cas contraires, l'écoulement se rapproche de plus en plus du pus ordinaire et peut avoir l'aspect de ce liquide, même chez les phthisiques, et, dès le début, quand ces malades présentent la forme aiguë de l'otite. Quelle qu'ait été la marche de la maladie, l'écoulement d'oreille, au bout de quelque emps, devient du véritable pus.

Son abondance est généralement peu considérable, sa couleur jaunâtre, son odeur fade, nauséeuse, rarement fétide à cette période. Quelquefois il est assez épais pour fermer la perforation. Il en résulte alors une accumulation de pus dans la caisse, qui occasionne souvent des douleurs assez vives. Dans ces conditions, le pus peut également hâter la carie, parce qu'il ne tarde pas à devenir fétide et à posséder des propriétés plus irritantes, qui amènent bientôt la destruction de la muqueuse.

L'obstruction de la *trompe d'Eustache* peut se produire de la même façon, et, dans le cas où elle a lieu, le diagnostic de la perforation du tympan devient quelquefois très-difficile. On a beau faire pratiquer au malade le Valsalva, on n'entend pas le bruit, on ne voit pas la bulle d'air caractéristiques. Et pour peu que la perforation soit bouchée par un peu de pus desséché, on est tout disposé à croire à l'existence d'une simple otite externe.

Mais il suffit presque toujours de faire une bonne injection d'eau tiède dans le conduit, et bientôt on peut constater tous les signes classiques de la perforation. C'est ce qui est arrivé à notre ami le Dr Sockeel (obs. 10). Le jour où il nous parla de son malade, il était persuadé qu'il n'avait qu'une otite externe. Le lendemain, sur notre avis, il pratiqua une injection, et aussitôt il fut convaincu que la caisse était ouverte. Nous même (obs. 3 et 7) nous avons pu croire à l'otite externe jusqu'au jour où nous avons fait l'injection après laquelle les signes révélateurs de la perforation se sont manifestés. Quant à la constatation de cette dernière au moyen du *spéculum*, ce n'est pas toujours chose facile, dans les cas surtout où la perforation est petite. Cependant, si la trompe n'est pas obstruée, on pourra le plus souvent apercevoir, pendant qu'on fera pratiquer au malade l'expérience de Valsalva, une petite bulle d'air qui vient éclater vers la moitié antérieure et quelquefois postérieure de la portion sous-ombilicale du tympan. Ce sont des cas dans lesquels l'air n'est pas chassé en assez grande quantité par la trompe pour déterminer le sifflement qui, dans d'autres cas, fait diagnostiquer la perforation à distance.

Nous devons ajouter aux causes qui rendent difficile le diagnostic de la perforation, le rétrécissement du conduit auditif externe. La peau qui le tapisse est, en effet, considérablement épaissie lorsque l'otorrhée dure depuis un certain temps; l'épiderme se détache et vient tapisser le conduit comme des sortes de voiles humides de pus. Il en résulte que, même avec le spéculum bivalve le plus fin (obs. 3), il est impossible d'arriver à voir le fond du conduit. A propos de ces difficultés, Triquet, dans ses leçons cliniques, insiste tout particulièrement sur un signe qui, à lui seul, permet, suivant lui, de constater directement la perforation. Cet important symptôme est un battement isochrone aux pulsations du cœur et des artères ; il se manifeste sur les bords de la perforation en soulevant une des gouttelettes de sang ou de pus déposées à sa surface, et à laquelle se communique son expansion rhythmique et saccadée. Nous avons eu deux ou trois fois l'occasion de constater ce symptôme avec notre maître M. Tillaux.

Nous venons de dire quelques mots du *conduit externe ;* ajoutons qu'il n'est presque jamais enflammé et ne présente aucune rougeur. Aussi, l'introduction du spéculum est-elle presque toujours complètement indolore, et ce fait, au début de l'otorrhée comme dans la première période, peut être considéré comme un bon signe diagnostique entre l'otite moyenne et l'otite externe. En effet, au début de celle-ci, le conduit présente toujours une teinte rouge plus ou moins foncée, et est très-douloureux au moindre attouchement, même avec la pointe d'un stylet mousse. Le malade se refuse absolument à l'introduction du spéculum.

Quant aux symptômes que ressent le malade dans la deuxième période, il sont de peu d'importance.

La *douleur* est le plus souvent nulle. Nous avons vu qu'elle pouvait néanmoins être assez vive dans les cas où le pus s'accumule accidentellement dans la caisse, mais alors elle disparaît rapidement aussitôt que le pus s'écoule de nouveau avec facilité à l'extérieur. Quand elle persiste et se répète souvent, elle a une autre signification, que nous allons étudier dans la troisième période de la maladie.

Les *bourdonnements* existent assez fréquemment. Nous croyons qu'ils sont moins fréquents dans les cas de grande perforation avec destruction de la chaîne des osselets.

C'est qu'en effet, dans ces cas, la tension du liquide intralabyrinthique (que nous considérons comme la cause la plus fréquente des bourdonnements) n'est pas augmentée par pression de l'étrier sur la fenêtre ovale.

Dans les cas où cette pression n'existe pas, par suite de la destruction de la chaîne des osselets (chose qu'on peut facilement constater), on pourrait peut-être expliquer ce phénomène par une inflammation du nerf auditif. Ce serait un symptôme analogue aux points lumineux et à l'éblouissement dans les inflammations de la rétine, et qui indiquerait que l'inflammation a gagné la paroi labyrinthique et que nous assistons peut être au début de la troisième période. Mais c'est là une simple vue théorique que nous donnons pour ce qu'elle vaut, et à laquelle nous n'attachons pas une grande importance, notre attention n'ayant pas été éveillée sur ce fait pendant le cours de nos observations.

§ 3. *Carie et nécrose.*

S'il est facile, anatomiquement, de trancher les limites entre cette période et la précédente, il est loin d'en être de même pour indiquer, à l'aide des seuls symptômes, le début de l'altération des parois osseuses qui constituent la caisse. Et cependant c'est là, dans tous les cas d'otite moyenne, une période importante à caractériser au point de vue du pronostic. Quand la carie existe, il faut s'attendre à voir survenir à un moment donné, si la maladie générale laisse vivre le patient assez longtemps, les complications les plus graves, que nous allons indiquer dans le chapitre suivant.

Voyons, toutefois, les bases sur lesquelles on peut essayer d'établir un tel diagnostic.

La *douleur* n'est pas sans importance. Suivant Trœltsch, « lorsqu'il existe une carie, la douleur est généralement très-vive et de longue durée. » Cette proposition, appuyée sur la grande autorité du célèbre auriste, se trouve vérifiée dans nos observations 6 et 7, où nous voyons, un certain temps après le début de l'otorrhée, des douleurs atroces qui semblent coïncider avec l'époque probable, d'après l'autopsie et les complications, du début de la carie. Tout ce que l'on peut conclure de ce symptôme, c'est qu'il est constant dans la carie, avec toutefois des degrés variables d'intensité et de durée. Mais il ne faudrait pas admettre comme toujours vraie la réciproque de la proposition, et diagnostiquer une carie du rocher chaque fois que, dans le cours de l'otorrhée, on rencontre des douleurs même violentes dans l'oreille. C'est ainsi que nous avons déjà établi que la rétention seule du pus dans la caisse pouvait produire une douleur considérable. Cette douleur, qui a pour cause le tiraillement de la membrane du tympan, ne peut plus s'expliquer quand la perforation est considérable, ou mieux encore quand le tympan a complètement disparu. Quand la douleur se développe dans ces circonstances, c'est un signe qui devient très-important pour le diagnostic de la carie.

Nous devons encore signaler une autre explication de la douleur, mais qui ne se rapporte pas plus à une période qu'à l'autre de l'otite. Nous voulons parler de douleurs excessivement vives dans les oreilles, sans otite, existant dans la phthisie laryngée et expliquées par quelques médecins par une simple propagation nerveuse.

Cette corrélation entre la lésion profonde du larynx et la douleur d'oreille peut, en effet, s'expliquer anatomiquement.

Arnold a décrit parmi les anastomoses du pneumo-gastrique un nerf sensitif, *rameau auriculaire*, qui part du ganglion supérieur du pneumogastrique, s'applique aussitôt à un autre rameau venu du facial, se dirige transversalement en dehors, pénètre dans l'aqueduc de Fallope, chemine dans l'épaisseur de l'apophyse mastoïde et se partage le plus souvent en trois filets, dont deux vont se terminer dans les téguments de la paroi supérieure du conduit auditif externe; le troisième, qu'Arnold ne paraît pas avoir aperçu (Sappey), se rend dans la membrane du tympan.

Nous pouvons rapprocher de ces faits anatomiques une expérience physiologique, dont le hasard nous a nous-même rendu l'objet.

Le dimanche, 28 juin dernier, nous étant prêté, dans le service de notre excellent maître, M. Tillaux, à des expériences qui avaient pour but l'étude du tympan à l'état normal, nous présentâmes la particularité suivante. Le spéculum était à peine introduit dans notre oreille droite, que nous fûmes pris d'accès de toux et d'une aphonie complète. Il nous fut impossible de parler autrement qu'à voix basse pendant tout le temps que le spéculum fut appliqué. Peu à peu la toux cessa, l'aphonie resta la même. Enfin, quand le spéculum fut retiré, nous conservâmes encore pendant quelques minutes une parole un peu voilée, après lesquelles nous retrouvâmes le timbre ordinaire de notre voix. Il n'y eut pas de douleur à proprement parler. La même expérience faite sur l'autre oreille donna à peine lieu à un peu de toux sans changement de la voix.

Nous avons refait plusieurs fois depuis cette expérience, toujours avec le même résultat, et nous avons constaté que l'acuité auditive n'était nullement diminuée pendant cette petite opération.

Dans notre observation 12, le malade était atteint depuis longtemps d'une extinction de voix sans douleurs. A un moment donné, le larynx devient douloureux, et en même temps il accuse des douleurs dans l'oreille gauche. Elles paraissent être plus fortes du côté gauche du larynx que du côté droit. Ce fait semble corroborer l'opinion des médecins qui expliquent l'otalgie par la propagation nerveuse.

Mais, en même temps que notre malade éprouve des douleurs dans l'oreille, il en devient sourd. Or, s'il s'agissait là d'un simple phénomène nerveux, nous n'aurions pas eu la diminution de l'ouïe ni l'état pathologique de la membrane du tympan, qui sont rapportés dans l'observation. Aussi est-il plus rationnel, à notre avis, dans le cas que nous citons, d'expliquer la douleur d'oreille par une otite consécutive à une inflammation laryngo-pharyngée, fait que nous avons établi être la règle dans l'otite des phthisiques. Nous ne voulons pas pour cela nier les faits rapportés par les médecins auxquels nous faisons allusion, ni l'explication qu'ils en ont donnée, nous la croyons même vraie dans certains cas; mais ces observateurs, qui ont étudié des phthisiques, ne connaissent peut-être pas très-bien l'otite des tuberculeux, et ils ont sans doute eu le tort de généraliser une explication qui n'est probablement exacte que dans le plus petit nombre des cas.

Les *bourdonnements* existent souvent très-intenses à cette période de l'otite. Nous avons exprimé une opinion toute théorique sur leur valeur, en faisant l'histoire de la deuxième période. Nous répétons, sans rien affirmer, ayant besoin de contrôler notre idée par des faits, que le tympan étant complètement détruit, et la chaîne des osselets rompue par conséquent, ils pourraient, dans ces cas, quand ils ont un certain degré d'intensité, indiquer une inflammation du nerf auditif, et par conséquent un travail morbide vers la paroi labyrinthique.

La *fétidité* du pus, qui est constante dans la carie, ne peut guère nous servir pour diagnostiquer cette période, car il suffit, en dehors de la maladie de l'os, de sa rétention dans la caisse, ou de la malpropreté du malade, pour lui donner ce caractère particulier.

Trœltsch a encore signalé les sels de plomb comme réactifs de la carie. Injectés dans l'oreille, ils deviendraient noirs.

Tous ces symptômes n'ont pas par eux-mêmes isolément une grande valeur, mais, bien accentués et réunis ils prennent un certain poids, et on peut déjà avoir beaucoup de chance d'être dans le vrai, en soupçonnant l'existence de la carie ou de la nécrose.

Mais si l'on peut constater en écrasant le pus entre ses doigts des particules osseuses plus ou moins fines, on pourra affirmer que la destruction de l'os se fait. Il en sera de même lorsque avec un stylet mousse dirigé jusque dans la caisse on sentira qu'il existe une dénudation des os, un ramollissement ou quelques rugosités. Mais il faut bien savoir que cette expérience, même quand elle est pratiquée avec la plus grande douceur, peut être dangereuse. En effet, le stylet peut perforer la paroi interne de la caisse malade et faire communiquer le foyer purulent avec les cavités labyrinthiques et avec l'encéphale. De plus, le stylet peut encore ébranler un séquestre, le déplacer et déterminer même une blessure mortelle, soit de la carotide interne, soit du sinus pétreux (Triquet).

Il nous reste maintenant pour compléter la description de cette troisième période à parler des complications qui peuvent être la conséquence de la carie et de la nécrose du rocher. Bien qu'elles rentrent dans cette période, nous préférons les réunir dans un chapitre à part.

CHAPITRE IV.

COMPLICATIONS ET PRONOSTIC.

Ce chapitre sera plutôt une simple énumération des complications nombreuses qu'on peut observer dans l'otite des phthisiques, qu'une étude sérieuse de chacune d'elles.

Ces accidents qu'on rencontre fréquemment dans la tuberculose ne sont d'ailleurs pas spéciaux à cette maladie, ils ne sont que la conséquence en quelque sorte anatomique de la carie et de la nécrose de la caisse, consécutives elles-mêmes à la suppuration de l'oreille quelle qu'en ait été la cause première. Aussi ont-elles été décrites avec raison par les auteurs sans distinction de la maladie générale des sujets atteints de lésions profondes du rocher.

Hâtons-nous de dire que presque toutes ces complications ont été fort bien étudiées dans les traités ou dans des monographies, et que nous ne pourrions mieux faire que de répéter ce qu'on en a déjà dit.

Nous nous bornerons donc à montrer, comme complément de l'anatomie pathologique et des symptômes de la troisième période de l'otite, et pour faire comprendre toute la gravité du pronostic, comment la destruction de l'os faisant des progrès vers telle ou telle paroi de la caisse, le malade se trouve au moment le plus imprévu sous le coup d'accidents redoutables. — D'un autre côté, les auteurs qui ont fait de ces différentes complications une étude spéciale, ne les ont observées qu'au moment où les accidents s'étaient déjà produits. Nos observations auront l'avantage de montrer tout à fait le début de la lésion qui aurait produit la complication proprement dite, si l'affection générale eût laissé quelque temps de plus à vivre au malade.

Nous suivrons dans notre description l'ordre qui nous paraît le plus logique, à savoir : quelques considérations anatomiques sur chaque paroi de la caisse, que nous ferons suivre de l'étude des lésions qui peuvent résulter de la destruction plus ou moins complète de cette paroi et des symptômes qui les traduisent pendant la vie.

A. *Paroi supérieure ou cérébrale.* Cette paroi qui forme la voûte de la caisse du tympan est d'une épaisseur très-variable. Même à l'état normal, elle est souvent mince jusqu'à la transparence et présente quelquefois, ainsi que Toynbee en possède plusieurs exemples, des orifices à bords arrondis et mousses qui mettent la muqueuse de la caisse du tympan directement en contact avec la dure-mère qui couvre le rocher.

Ces considérations anatomiques nous font comprendre combien les complications du côté du cerveau et des méninges doivent être fréquentes dans la carie du rocher.

Dans notre observation 6 la voûte de la caisse, amincie par la carie n'était pas plus épaisse qu'une feuille de papier et se laissait traverser sans efforts par la pointe d'une aiguille. Les méninges et le cerveau étaient indemnes. Dans l'observation 7, les lésions étaient plus profondes, et nous avons assisté au début d'une complication cérébrale. « La face cérébrale de la lame osseuse, qui forme la paroi de la caisse, présente une coloration verdâtre et même un peu brune en un point grand comme une lentille et qui correspond au canal carotidien un peu en avant et en dedans de l'hiatus de Fallope. A 3^{mm} en avant de l'orifice de cet hiatus, se trouve un petit trou à bords déchiquetés et minces comme une feuille de papier admettant une grosse épingle, et qui correspond à la voûte de la caisse. A ce niveau, la *dure-mère*, vue par sa face cérébrale, paraît absolument saine, mais sa face osseuse est rougeâtre et manifestement plus vasculaire en cet endroit que dans ses parties voisines. Elle n'est en aucun point perforée. Le *cerveau* présente à la face inférieure de son lobe sphénoïdal, dans une étendue de forme elliptique et de la grandeur d'environ une pièce de deux francs, une coloration vert clair. A cet endroit il n'y a plus de pie-mère; les parties environnantes sont normales. Un filet d'eau détache à peine un peu de matière cérébrale. Cette couche malade a environ 3^{mm} d'épaisseur. Au-dessous d'elle, le cerveau est sain. »

Tels sont les faits que nous avons observés. Ils sont intéressants parce qu'ils montrent le début et la marche de la complication méningo-encéphalique.

Ces lésions se traduisirent chez notre malade par des symptômes de fièvre, de délire et même de coma assez graves, pour que, ne pouvant les expliquer par l'état de la poitrine qui ne présentait pas de complication inflammatoire, nous dûmes songer à quelque chose du côté du cerveau et des méninges, ce que l'autopsie vérifia ainsi que nous venons de le rapporter

Quand les lésions se caractérisent davantage, on peut observer des altérations beaucoup plus profondes des méninges, du cerveau et du cervelet qui ont été très-bien décrites par M. Brouardel dans son travail sur la carie et la nécrose du rocher. (Extrait du *Bulletin de la Société anatomique*, 1867.)

B. *Paroi inférieure ou jugulaire.* — Elle constitue le plancher de la caisse ; son niveau est d'au moins 2^{mm} au-dessous de l'insertion inférieure du tympan. Cette situation favorise la stagnation et la décomposition du pus, dans les cas de suppuration de la caisse. Aussi cette paroi est-elle une des premières atteintes par la carie. D'un autre côté, elle offre le plus souvent des saillies et des enfoncements qui lui donnent l'aspect d'un grillage ; son épaisseur est variable ; son tissu est tantôt compact, tantôt spongieux, parfois aminci jusqu'à la transparence. Alors elle constitue la voûte de la cavité qui renferme le golfe de la jugulaire.

Nos observations 6 et 7 sont les seules où nous ayons eu à noter quelque particularité à propos de cette paroi. Dans le premier cas, il y avait seulement un peu d'amincissement de la lame osseuse par la carie ; la jugulaire était absolument saine.

Dans l'observation 7, la lésion était beaucoup plus profonde ; la paroi n'existait plus, la veine venait former le plancher de la caisse et était, par conséquent, baignée par le pus contenu dans cette cavité. « Elle présentait une coloration d'un rouge brun à sa surface interne, mais elle ne contenait pas de caillot et ne présentait aucun point sensiblement ramolli. »

Si les lésions de cette veine n'étaient pas plus avancées, c'est que la paroi n'était pas détruite depuis longtemps. Il est, en effet, évident que nous n'eussions pas tardé à voir survenir quelques-uns des accidents graves que l'on a signalés et décrits du côté de ce vaisseau dans les cas de carie ou de nécrose du rocher, et qui consistent dans l'hémorragie ou la thrombose. Ce dernier accident est produit par la phlébite et se termine le plus souvent par infection purulente. (Brouardel, loc. cit.)

C. *Paroi antérieure ou carotidienne.* — Au niveau de l'orifice tympanique de la trompe se trouve le canal carotidien, séparé seulement de la muqueuse de la caisse par une lamelle osseuse, mince, poreuse, souvent même interrompue par places. Elle offre constamment à sa face tympanique des irrégularités celluleuses, formées par de fines trabécules osseuses, et elle possède encore plusieurs ouvertures destinées au passage de vaisseaux et de nerfs.

Il n'est pas rare de voir cette paroi complètement détruite dans une étendue plus ou moins grande, et le pus venir baigner la carotide dans le canal que lui fournit le rocher (obs. 6 et 7).

On sait que les artères résistent longtemps au milieu du pus ; il en est de même de la carotide. Cependant les hémorrhagies de ce vaisseau ne sont pas absolument rares dans les caries du rocher. Cette grave complication avait déjà été l'objet d'importants travaux de la part de MM. Genouville (Société anat., 1864), Jolly (*Arch. génér. de méd*,, 1866), et Brouardel (loc. cit.), quand M. Marcé a soutenu tout dernièrement une excellente thèse sur le même sujet (Marcé, Thèse de Paris, 1874).

D. *Paroi postérieure ou mastoïdienne.* — Les cellules mastoïdiennes sont un appendice de la caisse, une espèce de réservoir d'air. Le plus important des rapports de cette cavité est celui qu'elle affecte avec le sinus latéral. Toynbee insiste sur ce fait que ce sillon osseux va en se creusant à mesure que l'on avance en âge. Des orifices nombreux, que l'on remarque dans cette gouttière osseuse, livrent passage aux veines qui se rendent des cellules au sinus latéral

Une seule fois nous avons vu (obs. 13), tout près du sinus latéral un espace de 1 centimètre, rougeâtre, ramolli par la carie, qui eût pu en augmentant amener la thrombose ou l'hémorrhagie décrites par les auteurs et dont M. Brouardel donne encore un très-bon résumé dans son travail.

E. *Paroi interne ou labyrinthique*. De toutes les parois de la caisse, c'est la plus importante : elle sépare l'oreille moyenne de l'oreille interne. C'est dans cette paroi que siégent les ouvertures qui mettent en rapport les organes de transmission avec l'appareil de perception ou nerveux : la fenêtre ovale qui mène au vestibule, et la fenêtre ronde qui conduit au limaçon.

Au devant de ces deux fenêtres se trouve le promontoire, derrière lequel est l'entrée de la rampe et du limaçon. Il est recouvert par le nerf tympanique du glosso-pharyngien et par plusieurs vaisseaux.

Au-dessus et en arrière de la fenêtre ovale se trouve une éminence allongée qui correspond au canal de Fallope et qui contient le nerf facial.

Il existe plusieurs observations de carie du rocher, à la suite de laquelle le labyrinthe a été ouvert ou par destruction de la paroi ou simplement par l'ouverture d'une fenêtre.

Dans ces cas, l'inflammation purulente a pu ainsi passer de la caisse dans le vestibule et du labyrinthe dans le trou auditif interne, en se frayant un chemin à travers les lamelles osseuses criblées, qui livrent passage aux rameaux du nerf acoustique et du facial. Il en est résulté des altérations de ces nerfs et quelquefois même des complications méningées et cérébrales (Trœltsch).

Nos observations n'offrent rien d'interressant à ce sujet. Deux ou trois fois le pus s'est répandu dans le labyrinthe, mais nous ne l'avons pas vu arriver jusqu'au cerveau. Il ne semble pas d'ailleurs que nos malades aient présenté des symptômes bien appréciables correspondant à cette lésion, sauf une surdité absolue du côté envahi.

La paralysie faciale a été beaucoup mieux étudiée. Nous-même l'avons rencontrée trois fois, sur le nombre relativement petit de nos observations (obs. 6, 7, 8). M. Brouardel en cite 18 cas sur 80 observations de carie qu'il a dépouillées. La paralysie faciale peut dépendre de la destruction complète du nerf dans son trajet à travers l'os carié (obs. 6, 7), de son inflammation (obs. 8) ou de sa compression, par suite de l'ostéite.

Il nous reste enfin à signaler une complication importante que nous avons eu l'occasion d'étudier dans notre observation 7. Il s'agit de l'*arthrite temporo-maxillaire*, consécutive à la suppuration de la caisse et du conduit externe. On sait, en effet, que la cavité glénoïde est formée en arrière par la paroi inférieure du conduit auditif, et que la scissure de Glaser, qui la traverse à la manière d'une diagonale, correspond à la partie antérieure du conduit externe et de la caisse. Nous avons trouvé vers le milieu de la scissure de Glaser une ouverture à bords assez nettement arrondis et admettant facilement une sonde cannelée, qui ne nous a paru être qu'une portion de cette scissure agrandie par la carie de l'os. L'articulation contenait un peu de pus surtout disséminé dans le tissu cellulaire de la portion non articulaire de la cavite glénoïde. La synoviale contenait également quelques gouttelettes de pus.

Ces lésions qui n'étaient survenues que vers la fin de la phthisie, et alors que le malade était déjà probablement sous l'influence du début de sa complication cérébrale, ne s'étaient traduites que par un peu de douleur et de difficulté pour ouvrir même incomplètement la bouche. La pression au niveau de l'articulation ne paraissait pas très-douloureuse, mais il faut évidemment tenir compte de l'état grave où était le malade à ce moment.

Telles sont les principales complications qu'on peut observer dans la carie du rocher. Nous n'avons pas, nous tenons à le répéter en terminant ce chapitre, voulu les décrire d'une façon complète, mais seulement montrer ce qu'elles ont été dans les cas que nous avons observés. Chacune de ces complications, en effet, suffirait, à elle seule pour faire le sujet d'une monographie importante.

Nous publions à la suite de ce chapitre les deux observations sur lesquelles s'appuient surtout les faits que nous venons de décrire.

Obs. VI (personnelle). — Phthisie. — Otite chronique d'emblée. — Destruction du facial.

Depresle (Victor), 20 ans, marbrier, entré à l'hôpital Saint-Antoine, le 4 avril 1874, sevice de M. le Dr Brouardel, suppléé par M. le D, Ball, salle Saint-Eloi, n. 32. Pas d'antécédents de famille; pas d'excès d'aucune nature. Impétigo de la face à l'âge de 4 ans. Ophthalmie scrofuleuse dans l'enfance; il en reste un léger nephélion qui disparaît sous l'influence d'un traitement approprié vers l'âge de 14 ou 15 ans. Pneumonie à 17 ans; elle guérit bien et n'est suivie d'aucune espèce d'affection pulmonaire. La toux a commencé il y a environ dix-huit mois : jamais d'hémoptysie. Début par un rhume négligé qui ne l'empêche pas de continuer son travail pendant près d'une année. Vers la même époque, il a eu des maux de gorge et sa voix a commencé à se voiler.

Il y a cinq mois environ, alors qu'il n'était pas encore survenu d'aggravation notable dans sa maladie, il s'aperçoit qu'il est devenu sourd de l'oreille gauche. Voici ses propres paroles à ce sujet : « Depuis sept ou huit jours, mon patron était obligé de me répéter deux fois la même chose, et il m'arriva à plusieurs reprises de faire le contraire de ce que l'on m'avait commandé. C'est alors que je m'aperçus que j'entendais moins bien lorsque la personne qui me parlait était à ma gauche. J'étais sourd de cette oreille et pourtant je n'avais jamais éprouvé aucune espèce de malaise ni dans l'une ni dans l'autre. En portant le doigt à mon oreille, j'y sentis un peu d'humeur. »

Quelques jours après cet incident, légers bourdonnements qui cessent bientôt complètement. Quinze jours environ après le moment où il s'était aperçu de sa surdité, légères douleurs et bourdonnements intermittents. La douleur cède après deux ou trois jours, les bourdonnements durent une quinzaine de jours.

Un mois ou cinq semaines après le début de la surdité, aggravation de la phthisie : toux plus violente, expectoration abondante, perte des forces, sueurs faciles. En un mot, il est obligé d'entrer à l'hôtel-Dieu, où il reste un mois.

Rentré chez lui, il reste au lit pendant deux mois, éprouvant quelques douleurs d'oreille de temps en temps. C'est vers le milieu de cet espace de temps que ses parents s'aperçoivent qu'il a la bouche de travers.

Dix ou douze jours après le début de cette paralysie faciale, douleurs atroces dans l'oreille gauche pendant sept ou huit jours. Elles sont continuelles mais avec exacerbation la nuit. Enfin elles disparaissent spontanément et n'ont jamais reparu depuis lors.

Il y a un mois, son état s'étant très-légèrement amélioré, il a essayé de reprendre son travail à l'atelier, mais après trois semaines de lutte, il est de nouveau forcé de se mettre au lit et entre à l'hôpital le 4 avril.

Nous constatons alors un amaigrissement notable, de l'enrouement de la voix, surtout depuis cinq ou six jours. Matité absolue au sommet gauche. Sonorité légèrement augmentée à droite (caverne). Souffle amphorique de ce même côté avec quelques rares gargouillements. Souffle caverneux et gros râles humides à gauche. Un peu de bruit de pot fêlé sous la clavicule droite.

Diarrhée de temps en temps depuis quatre mois.

Paralysie faciale complète à gauche. Pas de déviation de la luette.

13 avril. Depuis l'entrée, rien de particulier à noter. Mort le 13 avril par les progrès de la phthisie.

Autopsie faite le 14 au matin.

Les deux poumons sont pleins de tubercules et présentent plusieurs cavernes de différentes dimensions, dans leur partie supérieure surtout. Mais à droite il y a une caverne énorme, pouvant contenir le poing d'un adulte, occupant tout le lobe superieur. Les parois de cette poche ne sont guère formées, en haut, en dehors et en arrière, que par la plèvre très-épaissie, à laquelle adhèrent encore quelques lamelles de tissu pulmonaire. Cette disposition nous explique la sonorité perçue par la percussion du sommet de la poitrine. Cette caverne, dont les parois sont lisses, où s'ouvrent les bronches à plein canal, est presque vide.

Un peu de péritonite et quelques granulations au niveau de l'appendice iléo-cæcal. 2 ou 300 grammes d'un liquide parfaitement séreux, de couleur citrine.

Ulcérations tuberculeuses dans l'intestin : elles siégent surtout dans le cæcum et le gros intestin. On n'en voit que deux ou trois dans les derniers centimètres de l'iléon. Il y en a deux petites dans l'appendice iléo-cæcal qui est rempli d'un pus couleur de chocolat.

Le larynx nous présente sur chacune des cordes vocales, vers les extrémités postérieures, une ulcération de la grandeur d'un grain de chènevis. Les deux replis arythéno-épiglottique, dans l'extrémité qui s'insère aux arythénoïds, sont un peu œdématiées. Tous les cartilages sont sains.

Rien dans le cerveau et les méninges.

Conduit auditif externe. Peau rouge, un peu épaissie, ulcérée et même détruite dans une étendue d'environ 1 millimètre carré vers la partie médiane de la paroi inféreure du conduit. On ne voit plus trace du *tympan*, et de plus, vers la partie interne de son encadrement, l'os est également mis à nu.

Caisse. Elle est ouverte par une double coupe dont la première consiste à enlever la paroi externe, la seconde la paroi supérieure. Elle est remplie de pus liquide qui s'enlève facilement sous un filet d'eau.

Sa capacité est agrandie, sa forme irrégulière. La muqueuse est à peu près complètement détruite, il n'en reste plus que quelques faibles lambeaux qui se détachent très-facilement avec la pince et qui ont l'aspect de petites fausses membranes. L'os est donc mis à nu presque partout et, de plus, il présente une surface inégale hérissée de petites écailles osseuses nécrosées, qui par leur couleur blanche tranchent sur le reste de l'os qui présente la rougeur de la carie. L'ulcération de l'os s'étend surtout du côté de la *carotide*. A cet endroit, le tissu osseux est tellement raréfié, fenêtré pour ainsi dire, que les petits pertuis capillaires destinés normalement au passage des filets carotidiens qui vont nourrir la caisse sont très-agrandis, et que le pus venait baigner la paroi adjacente de l'artère. Dans cette portion d'ailleurs, c'est-à-dire dans une étendue d'environ un demi centimètre carré, la paroi externe de la carotide présente une coloration rouge qui tranche sur les parties voisines du vaisseau. Celui-ci ouvert ne présente pas d'inflammation, pas plus au niveau du point décrit que dans le reste de son étendue.

La paroi jugulaire est également amincie, mais la veine ne présente aucune altération à ce niveau. Elle ne contient pas de caillot, non plus que le sinus latéral. La membrane qui ferme la fenêtre ronde est détruite.

L'étrier est encore appliqué contre celle de la fenêtre ovale qui s'enlève avec l'os à la base duquel elle est adhérente. Cet osselet est d'ailleurs intact, les deux autres ont disparu.

La paroi cérébrale est très-amincie. Les deux tiers de l'épaisseur de cette lame osseuse ont disparu et ce qui en reste n'est guère plus épais qu'une feuille de papier et se laisse traverser sans efforts avec la pointe d'une aiguille. Un peu au-dessous et en arrière du promontoire, la *paroi labyrinthique* de la caisse est ulcérée très-profondément. Une coupe verticale ayant été faite parallèlement à la direction du facial dans le but de sculpter ce nerf, nous voyons que la portion osseuse qui le contient, et fait paroi à la caisse, ne conserve plus qu'une épaisseur d'environ 1 millimètre à cause de l'agrandissement pathologique de celle-ci. Nous avons alors l'idée d'arriver au facial en enlevant avec précaution les lamelles d'os nécrosé qui forment paroi à la caisse. Nous découvrons presque aussitôt, au niveau du point plus profondement carié avoisinant le promontoire, le *facial* considérablement ramolli en ce point et presque complètement détruit. Ce point correspond à environ 1 centimètre et demi au-dessus de la sortie du nerf par le trou stylo-mastoïdien.

Les *cellules mastoïdiennes* sont normales. Elles contiennent à peine un peu de pus liquide qui disparaît facilement sous un filet d'eau.

Le *labyrinthe* en communication avec la caisse par la destruction de la fenêtre ronde contient un peu de pus.

L'oreille droite est saine.

Obs. VII (personnelle). — Phthisie. — Otite survenue peu de temps après le début de la tuberculose. — Douleurs atroces de la troisième période calmées par les injections d'eau tiède. — Paralysie faciale. — Arthrite temporo-maxillaire. — Début de ramollissement cérébral.

Boudin (Hippolyte), 42 ans, journalier. Service du docteur Blachez, hôpital Saint-Antoine, salle Saint-Louis, n. 33. Entré le 9 avril 1874.

Constitution forte. Bonne santé habituelle. Première fluxion de poitrine il y neuf ans. Deuxième fluxion de poitrine vers décembre 1871. Convalescence pendant trois ou quatre semaines. Conserve un peu de toux. Jamais d'hémoptysie. Pas d'antécédents héréditaires. Aucun signe de scrofule. Enfants bien portants. Pas d'alcoolisme. Maux de gorge. Beaucoup de fatigue; nourriture insuffisante. A la fin de décembre 1873, à la suite d'un refroidissement, étant en sueur, augmentation de la bronchite : expectoration, quintes, envies de vomir.

Depuis cinq ou six semaines, amaigrissement, perte des forces, sueurs nocturnes: suspension du travail. Début de l'otite il y a deux mois et demi de la façon suivante : « Il entend des bourdonnements, porte sa montre à son oreille et l'entend moins bien, il y découvre un peu d'écoulement. Quinze jours après, n'entend plus du tout sa montre : écoulement très-peu abondant, jaunâtre, modérément épais. »

Etat actuel. Homme de forte charpente mais amaigri; légère matité aux deux sommets, sonorité normale dans le reste de la poitrine. Rhonchus sonores et sibilants dans toute la poitrine, quelques râles sous-crépitants. Au sommet droit, il nous semble entendre quelques légers craquements. Au sommet gauche, froissements pulmonaires et quelques craquements douteux. Pas de signes en avant. Parole voilée, sans douleur, pharyngite granuleuse. En somme, les signes physiques ne sont guère plus accentués aux sommets qu'aux bases, et c'est surtout d'après l'état général qu'on diagnostique la phthisie. L'otite devait aussi entrer sérieusement en ligne de compte.

12 avril. *Examen de l'oreille*. Absence complète de douleur spontanée ou provoquée. Les bourdonnements du début qui avaient cédé peu à peu sont aujourd'hui et depuis quelques jours très-intenses.

Conduit externe. Boursouflé, ne permet pas, même en se servant du plus petit spéculum, de voir le fond de l'oreille. La muqueuse épaissie est en effet repoussée par le spéculum et vient en obstruer la lumière.

Impossible de constater de perforation, ni de *visu*, ni par le procédé de Valsalva combiné avec de l'eau introduite dans le conduit. Le malade ne se rend pas bien compte si, en pratiquant cette expérience, il éprouve ou n'éprouve pas le choc de la colonne d'air sur le tympan.

Le 20. Perforation constatée par tous les moyens classiques. Elle est très-petite, arrondie, et siége un peu en arrière et au-dessous du manche du marteau.

Traitement. On continue les injections émollientes, qui sont pratiquées depuis son entrée à l'hôpital.

Le 28. Application quotidienne de glycérolé de tannin.

13 mai. Depuis deux ou trois jours petites douleurs lancinantes qui ont beaucoup augmenté depuis hier : élancements continuels avec exacerbations considérables de temps en temps.

La nuit, sous l'influence d'un cataplasme, la douleur se calme un peu.

Depuis quelques jours l'écoulement a diminué. Ce phénomène coïncide avec l'apparition de la douleur.

Alternatives de diarrhée et de constipation.

Le 15. Fortes injections d'eau tiède avec la seringue à hydrocèle. Elles sont suivies d'une amélioration notable pendant deux ou trois jours, après lequels la douleur reparaît.

Le 24. Douleur plus forte que d'habitude.

Le 25. Injections d'eau tiède suivies d'un calme très-notable. Le tympan a complètement disparu.

3 juin. Depuis deux ou trois jours, douleur continuelle et d'une violence extrême. Ecoulement peu abondant. Deux injections d'eau tiède calment presque complètement la douleur. Hier un nouveau vésicatoire avait été appliqué et on avait fait des instillations de baume tranquille ; cependant l'amélioration si brusque et si considérable dont a été suivie notre simple injection, ne nous permet pas de ne pas lui accorder tout le mérite de ce calme si remarquable.

7 juin. La douleur n'a reparu que depuis hier. Les jours précédents, il éprouvait tout au plus une légère sensation désagréable dans l'oreille. Aujourd'hui elle est très-forte.

Nous faisons notre injection habituelle. La douleur cède comme par enchantement. Le malade qui réclame maintenant ces injections dès la moindre souffrance nous dit qu'elles lui enlèvent la douleur « comme avec la main.»

Le 12. Nouvelle poussée de douleur, calmée comme les précédentes par l'injection d'eau tiède.

Le 15 juin. Un peu de douleur dans l'oreille. Nous proposons l'injection, mais le malade nous prie de différer au lendemain, parce qu'il se sent trop faible pour se lever.

Disons en effet, que, depuis trois semaines, la phthisie a fait de rapides progrès. L'émaciation est complète, les sueurs profuses et les signes physiques dénotent des cavernes dans la partie supérieure des deux poumons, surtout à droite.

Le 20. Bouche de travers ; paralysie faciale complète avec tous ses signes. Le malade n'ayant pas de luette, nous ne pouvons tirer de son état aucune conjecture sur le siége de la lésion nerveuse. Le malade ne se lève plus depuis huit jours ; la consomption marche rapidement. Somnolence et délire calme ; le malade demande avec insistance depuis quelques jours qu'on signe sa sortie.

Le 29. Toujours un peu de subdélirinm. Etat semi-comateux, nous remarquons qu'il ne peut ouvrir la bouche qu'incomplètement, et avec beaucoup de difficulté. Peu de douleur au niveau de l'articulation temporo-maxillaire.

1er juillet. Fièvre assez vive, langue sèche. On pense à un peu de pneumonie autour des tubercules, mais il y a absence de signes physiques.

Le 2. A la visite du soir que nous faisons avec notre ami Andral, nous trouvons la langue rôtie et la fièvre vive ; aucun signe de pneumonie. Etat presque comateux. Nous songeons à une complication du côté du cerveau ou des méninges.

Le 3. Mort à six heures du matin dans le coma.

Autopsie faite le 4 juillet à dix heures.

Poumons. Cavernes aux deux sommets, mais surtout à droite. Infiltration tuberculeuse dans presque toute l'étendue du poumon avec congestion surtout dans les parties inférieures et postérieures de cet organe. Pas de pneumonie.

Larynx. Un peu d'hyperémie et d'épaississement de la muqueuse, sans ulcérations.

Entérite tuberculeuse.

Cerveau. On est frappé tout d'abord d'une différence de coloration entre la face inférieure des deux lobes sphénoïdaux. Tandis, en effet, que le lobe droit est absolument normal le gauche présente, dans une étendue de forme elliptique et de la grandeur d'environ une pièce de 2 francs, une coloration vert clair. A cet endroit il n'y a plus de pie-mère ; les parties environnantes sont normales. Un filet d'eau détache à peine un peu de matière cérébrale. Une section faite à travers cette portion de substance nerveuse nous montre que la partie malade à une épaisseur de 3 millimètres environ. Les parties plus profondes sont absolument saines.

La dure-mère correspondant à cette région paraît absolument saine et égale à tout le reste de cette membrane quand on ne regarde que sa face cérébrale. Elle s'enlève très-facilement et la face osseuse est rougeâtre et manifestement plus vasculaire que les parties voisines.

La surface osseuse correspondante, c'est-à-dire la face cérébrale de la paroi supérieure de la caisse, présente une coloration verdâtre et même un peu brune dans un point grand comme une lentille et qui correspond au canal carotidien, un peu en avant et en dedans de l'hiatus de Fallope. Celui-ci, qu'on peut à peu près considérer comme le centre de la partie osseuse malade est agrandi et ses bords sont un peu déchiquetés ; il laisse pénétrer l'extrémité d'une sonde cannelée. Le nerf grand pétreux superficiel qui pénètre par son orifice est gros, ramolli. Un vaisseau auquel il livre également passage nous paraît altéré. A 3 millimètres au-devant de l'orifice de l'hiatus se trouve un petit trou, à bords déchiquetés et minces comme une feuille de papier, qui correspond à la voûte de la caisse. La dure-mère qui correspond à ce petit trou, admettant une grosse épingle, n'est pas perforée, pas plus en ce point qu'en aucun autre de son étendue, mais c'est surtout à ce niveau que sa face crânienne est rougeâtre.

Le conduit auditif interne et les nerfs qui y pénètrent nous paraissent sains.

Conduit auditif externe. L'épiderme est détruit et a disparu dans presque toute son étendue. Ce qu'il en reste s'enlève quand on le touche à peine avec la pince. Au-dessous le derme est pâle, absolument décoloré, macéré, épais de plus de 1 millimètre, baigné de pus. Mais il n'est nullement ulcéré et son altération paraît due seulement à la macération, et non à une inflammation qui aurait été le point de départ de tous les accidents.

Le tympan a complètement disparu, on ne trouve même plus trace de son insertion.

L'articulation temporo-maxillaire contient un peu de pus qui est surtout disséminé dans le tissu cellulaire de la portion non articulaire. Ce tissu a une teinte verdâtre. La synoviale contient également quelques gouttelettes de pus. Vers le milieu de la scissure de Glaser nous apercevons une ouverture, à bords assez nettement arrondis, et admettant facilement une sonde cannelée, qui ne nous semble qu'une portion de cette scissure agrandie par l'ulcération de l'os et consécutive à l'altération profonde de toutes les parois de la caisse.

Canal carotidien et carotide. La paroi qui sépare la caisse du canal est envahie par l'ulcération et en grande partie détruite. Il ne reste plus que quelques lamelles osseuses minces qui réduisent cette paroi à une espèce de dentelle. Il en résulte que le pus venait baigner la carotide dans son canal dans une étendue d'environ 1 centimètre et demi, suivant la longueur du vaisseau, et dans les deux tiers de sa circonférence. Dans toute son étendue, la carotide présente une coloration pathologique, rouge verdâtre, de sa tunique externe en cet endroit, mais elle n'est pas ulcérée en aucun point. Ouverte suivant sa largeur, l'artère présente une coloration rouge brun de la portion de tunique interne qui correspond à la tunique externe malade. Les petits rameaux capillaires qui vont de la carotide à la caisse sont détruits.

La trompe d Eustache examinée seulement dans son embouchure vers la caisse nous présente une altération très-profonde. La muqueuse n'existe plus et le canal osseux est considérablement agrandi par la nécrose des couches superficielles du conduit qui se présente comme tapissé d'écailles osseuses. Ce conduit communique aussi pathologiquement avec le canal carotidien au point précédemment décrit.

La caisse ouverte par sa partie supérieure nous présente à étudier des lésions très-profondes et très-importantes. Ce qui nous frappe d'abord, c'est qu'elle est considérablement agrandie dans tous les sens. Les parois, plus ou moins hérissées de petites lamelles osseuses nécrosées, ne présentent plus trace de muqueuse et sont tapissées d'un pus osseux horriblement fétide.

La paroi cérébrale est très-amincie et même perforée pathologiquement en un point ainsi que nous l'avons décrit plus haut.

La paroi mastoïdienne présente une très-large ouverture d'environ 1 centimètre de diamètre, dont les bords sont formés de lamelles osseuses nécrosées, et faisant communiquer largement la caisse avec les cellules.

La paroi labyrinthique est également très-malade. Une seule partie n'est pas atteinte par la nécrose, c'est le promontoire. La fenêtre ovale existe encore intacte, et nous avons trouvé l'étrier la fermant encore quoique y adhérant faiblement. La fenêtre ronde est également normale mais nous n'avons pu y découvrir sa membrane.

La paroi jugulaire est complètement détruite, et c'est la veine elle-même qui vient former paroi. Cette perforation du plancher de la caisse est grande comme une lentille. La veine, vue par sa face interne est d'un rouge brun, mais elle ne contient pas de caillot et ne produit aucun point qui soit sensiblement ramolli ; nous essayons de la traverser avec un stylet mousse en pressant modérément, mais nous ne pouvons réussir.

Osselets. Plus de marteau.

L'enclume est tombée vers la partie inférieure de la caisse. Toute sa branche verticale, articulaire est détruite par la nécrose. La base de cette branche est noirâtre, raréfiée, creusée de petits trous la faisant ressembler à du tissu spongieux. La coloration noire se propage même à la surface articulaire de l'os. La branche horizontale est également creusée de petites cavitées à fond noir, mais elle existe dans toute sa largeur.

L'étrier est trouvé adhérent à sa membrane et parfaitement normal.

Les cellules mastoïdiennes sont remplies de pus liquide, ne ressemblant nullement à la matière tuberculeuse. Les cloisons osseuses ne sont pas détruits, sauf tout à fait vers l'endroit où la cavité mastoïdienne communique avec la caisse, et où plusieurs cellules réunies par la destruction des lamelles de l'os forment une anfractuosité admettant un petit pois.

Le labyrinthe contient un peu de pus, mais il ne semble pas envahi par la carie.

Le nerf facial est ramolli et ses fibres sont en partie dissociées au niveau du promontoire.

CHAPITRE V.

TRAITEMENT.

Pouvons-nous espérer guérir radicalement une otite qui survient chez un phthisique ? Il y a quelques jours nous aurions répondu : non, d'une façon absolue ; aujourd'hui nous devons faire une réserve à cause d'une observation qui vient de nous être communiquée. Ce fait, d'ailleurs très-bien observé par notre ami le Dr Sockeel, qui s'est occupé de maladies d'oreilles pendant qu'il était notre collègue chez M. Tillaux, n'a rien qui nous surprenne. Il s'agit, en effet d'un malade tout à fait au début de sa phthisie et qui a eu une otite moyenne consécutive à une angine aiguë. L'absence d'angine chronique, la guérison rapide de l'angine aiguë, le bon état général du malade sont les conditions favorables qui nous expliquent ce cas de guérison. Mais quand l'otite survient dans les conditions qui la font naître ordinairement dans la phthisie, c'est-à-dire : angine chronique et mauvais état général, elle ne guérit pas. Mais faut-il pour cela rester inactif devant la maladie. Non certainement ; car si nous pouvons peu de chose pour débarrasser le malade de son otite, nous sommes convaincu que, par un traitement méthodique, il est possible de calmer les douleurs et de retarder, sinon d'empêcher les complications qui enlèvent quelquefois le malade prématurément, et le privent de la courte existence que la marche de sa tuberculose pulmonaire lui laissait encore à parcourir.

1re *période*. Nous ne connaissons aucun moyen d'empêcher le développement de l'otite. Tout au plus pourrait-on, chez les phthisiques atteints de catarrhe pharyngé, conseiller le traitement de l'angine granuleuse. Mais contre le catarrhe de la caisse lui-même, nous n'avons rien à faire quand le travail morbide est déjà en pleine évolution. Cependant si la maladie prend un certain degré d'acuité, nous conseillons d'employer pour calmer les douleurs des injections d'infusion de pavots tièdes, que l'on gardera pendant quelque temps dans le conduit en penchant la tête du côté opposé. Ces fomentations seront répétées deux ou trois fois par jour. La nuit, on pourra appliquer sur la région de l'oreille un cataplasme émollient laudanisé.

2e *période*, Deux indications principales sont à remplir : 1° Empêcher l'accumulation du pus dans la caisse ; 2° Essayer de diminuer l'abondance de l'otorrhée.

La première est de beaucoup la plus importante. Toynbee pense « que la cause des complications peut être attribuée au défaut du libre écoulement de la matière.. »

Trœltsch, Triquet, Bonnafont et la plupart des auteurs sont d'accord pour admettre que la stagnation du pus dans la caisse peut hâter le développement de la carie. Aussi devons-nous diriger tous nos soins vers ce but. Il faudra donc pratiquer une ou deux fois par jour des injections d'eau tiède pure, ou mieux, additionnée d'un peu d'alcool ou de chlorure de sodium. Trœltsch rejette les infusions et décoctions qui laissent dans l'oreille des produits organiques qui favorisent la décomposition du pus.

Ces simples injections calment quelquefois d'une façon merveilleuse les douleurs qui résultent de l'accumulation du pus par obstruction de la perforation de la trompe, ou même celles de la carie. Le malade qui fait l'objet de notre observation 7 en est un remarquable exemple. Il éprouvait fréquemment, vers la fin de sa maladie, des douleurs atroces que nos injections lui enlevaient « comme avec la main. »

La deuxième indication est beaucoup plus difficile à remplir que la première; car il est bien rare qu'on diminue l'otorrhée des phthisiques. Cependant on pourra, tous les deux jours, par exemple, après le lavage avec l'eau tiède salée ou alcolisée, faire une injection astringente avec le sulfate de zinc (0 gr. 50 à 2 grammes pour 300 grammes d'eau).

Mais nous proscrivons absolument les poudres, comme l'alun, ou les mélanges astringents de consistance épaisse, surtout si on n'a pas soin de faire précéder chaque application topique d'une injection d'eau tiède, destinée à enlever les restes du pansement précédent. Ces matières ont, en effet, pour résultat de rendre le pus plus épais et de contribuer à produire la stagnation du pus, qui est la principale chose à éviter dans le traitement de l'otorrhée.

3e *période*. Quand on soupçonne la carie ou la nécrose, d'après les symptômes que nous avons indiqués, il faut absolument proscrire tous les irritants. Plus d'astringents, surtout pas de caustiques qui augmentent l'inflammation de la caisse. Les injections salées ou alcoolisées tièdes doivent seules être employées. On pourra également se servir de l'eau de goudron, de l'eau chlorée, ou d'une solution très-étendue de permanganate de potasse, quand l'écoulement devient fétide.

Le plus souvent avec ces simples soins on calme les douleurs et on ralentit autant que possible la marche de la maladie. Il ne faut, encore une fois, espérer rien de plus.

Le traitement des complications est encore plus restreint que celui de l'otite. Nous renvoyons aux auteurs qui ont fait de ces accidents une étude spéciale, et dont nous avons déjà cité les ouvrages.

OBSERVATIONS.

Obs. VIII (personnelle). — Phthisie. — Otite chronique d'emblée. — Paralysie faciale sans carie de l'os ; simple névrite.

Pommeron Louis, 50 ans, cuisinier, entré le 29 novembre 1873, salle Saint-Lazare, n° 29, à l'hôpital Saint-Antoine, service de M. Cadet de Gassicourt.

Commence à tousser il y a environ un an ; quelques hémoptysies vers la même époque. Aggravation de la maladie au commencement de l'hiver. Aujourd'hui, cavernes dans les deux poumons, surtout à gauche, où l'on perçoit un bruit de pot fêlé très-net ; cachexie tuberculeuse : voix absolument éteinte ; pendant quelques jours le malade reste dans le service sans inspirer aucun intérêt particulier. Mais le 3 décembre, on remarque à la visite qu'il a la bouche de travers, il y avait paralysie faciale du côté droit. Cette complication dirige notre attention vers l'oreille que nous trouvons atteinte d'otorrhée. Le malade nous raconte alors que, depuis deux mois, il coule un peu d'humeur de ce côté, mais que jamais il n'y a éprouvé la moindre douleur.

Plus marquée le lendemain, la paralysie faciale était tout à fait complète et elle dura telle jusqu'à sa mort qui arriva bientôt.

Le 8, au matin, nous apprîmes, en effet, que le malade avait succombé la nuit sans avoir rien présenté de particulier.

Tels sont les renseignements que nous devons à notre excellent ami Benoît, externe du service, qui eut la complaisance de nous appeler auprès du malade la veille de sa mort, c'est-à-dire le 7 au matin.

Nous faisons répéter au malade que son écoulement d'oreille s'est montré sans douleur : « Je ne m'en serais pas aperçu, dit-il, si je n'avais remarqué, il y a deux ou trois mois, un peu d'humeur sur mon oreille ; j'ai cru que cela venait de ce que je me couchais plus souvent de ce côté que de l'autre. »

L'écoulement très-peu abondant, tache seulement l'intérieur du pavillon et ne coule pas sur la joue. Il est formé de pus épais, sans fétidité notable.

Le conduit auditif externe, baigné de pus, n'est pas douloureux à l'introduction du spéculum. Au fond, sur le pourtour de la membrane du tympan, on voit les parois rouges, ramollies par la suppuration.

Perforation considérable du tympan, ne laissant plus qu'un fragment de cette membrane vers la partie postéro-supérieure.

Surdité absolue de ce côté.

L'oreille gauche est saine, l'acuité auditive normale. Voix absolument éteinte ; pharyngite granuleuse.

Autopsie, faite le 9 au matin.

Poumon. Vaste caverne dans le lobe supérieur gauche. Tout autour et jusque dans la partie moyenne de l'organe, cavernes plus petites et ramollissements multiples. A droite lésions analogues, mais un peu moins avancées. Quelques ulcérations *intestinales* surtout au niveau du cœcum.

Foie gras; *cerveau* et *méninges* normaux, ulcérations du *larynx*; les autres organes ne sont pas examinés.

Conduit auditif externe. Desquamation épithéliale, peau rouge, épaisse, boursouflée surtout sur la paroi inférieure du conduit.

Le *tympan*, à peu près complètement détruit, ne présente plus qu'un très-petit croissant d'environ 1 m.m. de largeur adhérent à la paroi postérieure et supérieure du conduit, et complètement macéré.

Caisse. La muqueuse qui la tapisse est épaissie en certains points, surtout à la partie antérieure vers l'orifice de la trompe d'Eustache. Elle est complètement détruite au niveau du promontoire qui est mis à nu. Vers la paroi postérieure, à l'endroit où les cellules mastoïdiennes communiquent avec la caisse, nous trouvons en arrière de cet orifice agrandi un espace d'une capacité d'environ 1 centim. cube où les lamelles osseuses sont détruites, et qui est rempli de matière purulente semi-liquide.

Des osselets. Le marteau a complètement disparu entraîné par la destruction de la membrane du tympan; l'étrièr ne s'articule plus avec la branche descendante de l'enclume qui est libre dans la caisse, et nous ne trouvons plus de cet os qu'un petit fragment adhérant encore mais faiblement à la membrane de la fenêtre ovale. L'enclume qui reste ainsi seule intacte est presque complètement libre dans la caisse et tient à peine à ses parois par quelques filaments à moitié détruits par le travail ulcératif.

L'oreille interne est saine. Les méninges qui correspondent à cette partie du rocher sont parfaitement normales.

Cellules mastoïdiennes. Une coupe verticale passant à la fois par la caisse et l'apophyse mastoïde, nous montre une infiltration complète des cellules mastoïdiennes par de la matière caséeuse d'un blanc jaunâtre, se montrant par ilots du volume d'un grain de chènevis environ, et remplissant les cellules de cette apophyse.

Cette substance est molle, non élastique et notre coupe présente tout-à-fait l'aspect d'une apophyse mastoïde ordinaire, dont on aurait rempli les cellules aériennes de mastic. Rien du côté des organes voisins.

Le nerf facial est disséqué avec soin dans toute son étendue, il paraît normal; l'os qui l'entoure est sain de toutes parts et il est probable que la paralysie est due à une simple névrite.

Une partie de ce rocher, qui seul parmi toutes nos observations présentait un aspect semblable à ceux que les auteurs décrivent dans les rochers qu'ils appellent tuberculeux, a été mise à macérer pour être étudiée au microscope.

Dernièrement nous avons prié M. le Dr Malassez de vouloir bien en faire l'examen ; mais les préparations mal réussies, à cause de la mauvaise décalcification de la pièce, n'ont pas permis à ce micrographe d'en affirmer la nature. Nous les avons remises à macérer de nouveau, et nous espérons publier plus tard le résultat que nous aurons obtenu.

Obs. IX (personnelle). — Phthisie pulmonaire. — Otite à gauche. — Bouchon de cérumen à droite.

Le 8 juin 1873, à la consultation de M. Tillaux, hôpital Lariboisière, se présente le nommé Grange, 45 ans, forgeron.

Ce malade, d'une apparence chétive et amaigrie, tousse depuis plusieurs années déjà. Il a craché du sang à différentes reprises ; il se plaint également de sueurs nocturnes abondantes, d'amaigrissement rapide. Il a en un mot toutes les apparences de la phthisie pulmonaire déjà avancée, et l'examen de la poitrine confirme ce diagnostic porté *de visu*.

Mais ce n'est pas pour la poitrine, que le malade vient nous demander une consultation ; c'est que depuis quelques mois son attention a été attirée du côté de ses oreilles, et principalement du côté de l'oreille gauche.

Il y a quatre mois, bourdonnements dans l'oreille gauche, en même temps diminution de l'acuité auditive des deux côtés.

Un mois plus tard, à la suite d'un effort pour se moucher, il se fait un très-léger écoulement de sang par le nez, et le malade entend en même temps un bruit strident dans son oreille gauche. Il le compare « au bruit de la scie. »

Le lendemain il s'aperçoit qu'il sort de son oreille une matière purulente, peu abondante, blanchâtre, épaisse, qu'il compare à « du fromage blanc. »

Aujourd'hui nous pouvons constater du côté des organes de l'audition les signes suivants :

A. Oreille gauche. N'entend pas la montre appliquée sur le pavillon.

Conduit externe. Il est rempli de matière blanchâtre, épaisse que nous enlevons par une injection d'eau tiède. Il n'y a pour ainsi dire pas d'écoulement.

Membrane du tympan. Nous apercevons sur cette membrane, vers l'ombilic, une masse blanche comme incrustée dans son épaisseur et que nous ne pouvons réussir à enlever par les injections même faites avec force. Au-dessous de cette plaque qui a l'étendue d'une petite lentille, nous voyons une perforation qui devient plus évidente encore par l'expérience de Valsalva.

B. Oreille droite. On y découvre un bouchon de cérumen qui est enlevé par une injection poussée avec force.

Membrane du tympan. Elle nous paraît à peu près normale, sauf qu'elle est plus mate et que le triangle lumineux n'existe pas.

L'acuité auditive qui n'était que de 2 ou 3 centimètres avec la montre est maintenant presque normale.

Obs. X (Dr Sockeel, aide-major). — Phthisie tout à fait au début. — Angine aiguë suivie d'otite : perforation du tympan, otorrhée. — Cicatrisation de la membrane, disparition de l'écoulement, retour de l'acuité auditive.

Herb..., 23 ans, soldat au 2e régiment de cuirassiers, entre à l'hôpital de Versailles, le 7 septembre 1874; service de M. Potier-Duplessy, médecin principal.

Malade pâle, affaibli; a eu une hémoptysie il y a quelques mois. Signes de tuberculose commençante : craquement, respiration prolongée surtout au sommet droit.

Gourmes jusqu'à l'âge de 10 ou 12 ans.

Rhumatisant : insuffisance mitrale, palpitations fréquentes. N'est pas sujet aux maux de gorge.

Huit jours avant son entrée à l'hôpital, début d'une angine aiguë pour laquelle il entre à l'infirmerie : bourdonnement dans l'oreille gauche.

Le 9. Bourdonnement, dysécée très-marquée. L'introduction du spéculum n'est pas douloureuse, mais le cérumen empêche de constater l'état du tympan. Fomentation d'eau tiède. Jusqu'au 17 rien à noter sauf les bourdonnements continuels.

Dans la nuit du 17 au 19, le malade était couché sur le côté et ne pouvait dormir à cause de la violence des bourdonnements, quand tout à coup vers deux heures du matin, il éprouva dans l'oreille gauche une sensation de déchirement très-pénible. Douleur vive tout le reste de la nuit.

Le 19. Le lendemain matin nombreuses taches sanguinolentes sur l'oreiller. Douleur encore vive. Injections émollientes fréquentes.

Le 20. Dans la journée du 19, le malade en se mouchant a constaté un bondissement et un bruit singulier dans l'oreille « comme si elle se débouchait, » disait-il; puis la douleur et les bourdonnements ont considérablement diminué. Ce matin l'amélioration est sensible, l'écoulement est encore un peu teinté de sang.

Le 21. L'écoulement est franchement purulent.

L'examen au spéculum fait constater un peu de rougeur de la muqueuse du fond du conduit, mais son introduction n'est pas douloureuse. A la paroi supérieure du conduit est appendue une masse d'épiderme macéré qui empêche de voir l'état du tympan. Aucun signe de perforation. Continuation des injections émollientes.

Le 24. Otorrhée. A peine un peu de douleur.

Le 25. Nouvel examen du conduit, après injections répétées d'eau tiède Constation de la perforation par le procédé de Valsalva.

La membrane du tympan est fort injectée ; on ne peut distinguer le manche du marteau. Une exploration minutieuse ne peut faire découvrir la perforation. Mais on voit des bulles d'air qui viennent éclater à la partie antérieure de la portion sous-ombilicale.

Entend à peine la montre appliquée sur l'oreille.

10 octobre. Plus d'écoulement; sécrétion normale de cérumen. La membrane a repris son aspect normal, cependant elle est peut-être un peu plus mate. On ne voit plus les traces de la perforation, si ce n'est peut-être en avant et un peu en bas du manche du marteau, où on aperçoit une petite ligne rouge parallèle à la direction du marteau. Aucun signe de perforation.

L'acuité auditive, nulle au début, est aujourd'hui de 4 à 5 centimètres.

Obs. XI (résumée, personnelle). — Phthisie. — Début de l'otite par des bourdonnements intenses, sans douleur.

Leibert (François), 23 ans, ébéniste, entré le 21 avril 1874, hôpital Saint-Antoine, salle Saint-Eloi, n° 29, service de M. Dr Ball.

Antécédents tuberculeux du côté de la mère et des frères et sœurs.

Début de la maladie il y a dix-huit mois.

Huit ou neuf mois après, début de l'otite de la façon suivante :

« Etant à l'atelier, il se plaint tout à coup d'une mouche qui bourdonne dans son oreille gauche, et d'entendre moins bien. Il y porte la main et n'y trouve rien. » Ce n'est que trois ou quatre jours après qu'il se produit un écoulement très-léger, sans fétidité. Le bourdonnement persiste pendant très-longtemps. Pas de douleur.

Il y a à peu près six mois que l'écoulement est devenu fétide; c'est le seul changement qui se soit produit du côté de cet organe.

Acuité auditive. A droite entend la montre à 14 centimètres, à gauche ne l'entend pas même appliquée sur l'oreille.

Voix éteinte depuis quelques mois, maux de gorge, difficulté pour avaler.

20 mai. Mort sans accidents dépendant de l'otite. Pas d'autopsie.

Obs. XII (personnelle). — Phthisie laryngée et pulmonaire. — Otite à la première période.

Lamy (François), 47 ans, journalier, est entré le 8 juin 1874, hôpital Saint-Antoine, service de M. le Dr Blachez, salle Saint-Louis, n° 9.

Ancien zouave, fort et robuste. Prisonnier en Prusse de décembre 1870 à juillet 1871. Y contracte une extinction de voix avec bronchite légère.

A son retour en France est envoyé en Afrique où son extinction de voix et sa bronchite s'améliorent un peu.

Revenu en France le 27 septembre 1871, il est libéré.

Peu de temps après hémoptysies pendant un mois, peu abondantes ; simples filets de sang dans les crachats.

Depuis cette époque jusqu'à maintenant, il passe son temps tantôt en travaillant, tantôt en faisant un séjour plus ou moins long à l'hôpital, ayant en un mot des alternatives de pis et de mieux.

Il y a deux mois et demi environ, l'extinction de voix devient « douloureuse » et en même temps se développent des douleurs dans l'oreille gauche. Il prétend que ces douleurs ont une certaine corrélation. La douleur semble être plus forte du côté gauche du larynx que du côté droit.

A partir de ce moment, il s'aperçoit que l'ouïe est diminuée ; il est obligé de faire répéter, d'autant mieux qu'il est déjà un peu sourd de l'oreille droite par suite d'u coup de canon en 1853.

Acuité auditive. A droite entend la montre seulement appliquée sur l'oreille ; à gauche il l'entend à 1 centimètre et demi.

Conduit externe gauche. Pas d'otorrhée ; pas de douleur. *Tympan* très-malade. Toute la membrane est blanche, laiteuse, présentant çà et là et surtout en avant du marteau, de petites plaques plus blanches encore, ressemblant à un petit groupe de concrétions calcaires. Au-dessous de l'extrémité spatuliforme, la membrane est très-convexe vers la caisse; quelques petits points lumineux vers cette partie qui est beaucoup plus portée vers la caisse que la partie supérieure. Il en résulte que le manche du marteau paraît presque horizontal et raccourci.

Du côté droit, le tympan est mate, opaque, porté vers la caisse et présentant l'aspect de l'otite sèche. Pharyngite granuleuse des plus évidentes; le larynx n'est pas examiné.

Les poumons présentent des signes de ramollissement pulmonaire aux deux sommets avec quelques signes de cavernes à droite.

29 juin. Le malade veut sortir. Il se plaint toujours de son larynx avec douleur répondant dans l'oreille.

Obs. XIII (personnelle). — Phthisie. Otite bilatérale. Surdité absolue.

Farcy (François), journalier, 39 ans, est entré le 19 janvier 1874 à l'hôpital Saint-Antoine, salle Saint-Eloi, nº 26, service de M. le Dr Brouardel, suppléé par M. le Dr Ball.

Pas d'antécédents de famille. Pas de scrofule.

Alcoolisme avoué : buvait souvent à jeun, cependant jamais de cauchemars ni de pituite.

Début de la toux il y a dix-huit mois. Jamais d'hémoptysie.

Amaigrissement et perte des forces, il y a huit ou dix mois. Sueurs nocturnes abondantes il y a trois mois; vers cette même époque, perte complète de l'appétit.

Jamais le moindre symptôme du côté des oreilles avant le début de la phthisie.

Il y a environ sept mois, légère douleur au niveau des apophyses mastoïdes surtout du côté droit; même symptôme du côté gauche une semaine plus tard. En même temps bourdonnements d'oreilles qui l'empêchent de dormir et le gênent encore plus que la douleur. Dix ou douze jours après, se manifeste à l'oreille droite un écoulement peu abondant et très-épais. Quelques jours plus tard, même phénomène du côté gauche. La douleur en est un peu diminuée, mais cette amélioration très-légère lui permet seulement un peu de repos la nuit. En même temps il devient sourd, mais on peut encore se faire comprendre en parlant à voix haute.

Ce n'est que depuis huit semaines environ qu'il est devenu sourd. En criant le plus fort que je puis, je ne parviens pas à me faire comprendre de lui, et je suis obligé, pour recueillir ces renseignements, de lui faire toutes les questions par écrit. Il est d'ailleurs fort intelligent et répond avec la plus grande précision.

État actuel (13 février). Cachexie tuberculeuse. Diarrhée depuis deux ou trois mois. Signes de cavernes, surtout du côté droit. Voix éteinte, mal de gorge.

Du côté des oreilles, nous trouvons encore un peu de douleur quand on presse au niveau des apophyses mastoïdes, pas de gonflement de cette région. La douleur qui est moindre à droite, s'étend d'ailleurs des deux côtés un peu tout autour du conduit auditif. Celui-ci est un peu rouge et rempli de matière purulente très-peu abondante, assez épaisse et d'une odeur simplement nauséeuse. Aucune complication. Bourdonnements assez intenses, à part cela, pas de douleur spontanée. Sifflement dans les oreilles quand il se mouche, indiquant la perméabilité des trompes.

L'état du malade ne nous permet pas l'examen avec le spéculum.

24 février. Le malade succombe aux progrès de la phthisie, sans avoir présenté rien de particulier du côté de l'organe de l'ouïe.

Autopsie faite le 25 au matin.

Les poumons sont farcis de tubercules à différents degrés d'évolution, mais la plus grande partie de leur parenchyme est le siége de cavernes plus ou moins grandes. Les deux sommets et en particulier le droit présentent des lacunes capables de loger un œuf de pigeon.

Inflammation chronique du *larynx* avec épaississement de la muqueuse sans ulcération. Rien de particulier dans les autres organes à notre point de vue.

A. *Oreille droite. Conduit auditif externe.* La peau qui le tapisse est un peu rouge, boursouflée, d'une épaisseur d'environ 1 millimètre. Desquamation de l'épithélium. Au fond on aperçoit la membrane du *tympan* présentant une perforation ovalaire de 1 millimètre de diamètre et situé en avant et un peu au-dessous du manche du marteau.

Caisse. Elle est remplie de pus et de détritus de la muqueuse; le promontoire est dénudé. Plus de marteau, l'étrier a perdu une de ses branches; la membrane de la fenêtre ronde et celle de la fenêtre ovale existent encore.

L'*oreille interne* paraît saine.

Cellules mastoïdiennes. Une coupe verticale, perpendiculaire à l'axe du rocher, pratiquée un peu en arrière de l'apophyse styloïde, nous montre d'abord une très-grande rareté de cellules. Sur la partie de la coupe qu contient la caisse, nous trouvons les cellules remplies de matière jaunâtre de la consistance du mastic. Ces cellules sont d'un diamètre variable depuis celui d'une épingle à celui d'un stylet de trousse. On n'en trouve d'ailleurs que dans une étendue d'environ 1 centimètre carré. L'espace où elles siégent est situé au-dessous d'une ligne horizontale passant par la paroi supérieure du conduit auditif externe et un peu en arrière de la coupe de ce conduit. Au milieu de ce petit groupe de cellules pleines de cette matière, se voit une masse jaunâtre, molle, de même aspect que le contenu des autres cellules et du volume d'une lentille. On la détache facilement avec la pointe d'un stylet et elle laisse une excavation tapissée par la muqueuse des cellules mastoïdiennes. Cette grande cellule est séparée du cerveau par une couche de tissu osseux compacte d'environ 2 millimètres. Le reste de la coupe nous présente du tissu osseux complètement dépourvu de cellules et sain.

B. *Oreille gauche. Conduit auditif externe.* La peau est un peu moins épaisse que du côté droit. Elle est recouverte de pus jaune verdâtre, non fétide.

La *membrane du tympan* est à peu près complètement détruite; il n'en reste plus que la portion située en arrière du manche du marteau, lequel est complètement mis à nu et peine adhérent à cette membrane.

La *Caisse* est remplie de pus; la muqueuse est presque en totalité détruite; épaississement des membranes aux fenêtres ronde et ovale. Nous ne trouvons pas l'étrier; l'enclume et le marteau sont encore articulés, mais le manche ligamenteux qui unit leurs surfaces articulaires a presque complètement disparu. On ne trouve plus trace des muscles des osselets.

Oreille interne. Le labyrinthe paraît normal; il ne contient pas de pus.

Cellules mastoïdiennes. Une coupe verticale, perpendiculaire à l'axe du rocher, pratiquée à 1 millimètre en arrière de la membrane du tympan nous montre la même rareté de cellules qu'à droite. On voit sur la surface de la caisse de petites cellules du diamètre de celles que nous avons décrites l'apophyse mastoïde droite et remplie de la même matière d'aspect caséeux, avec cette seule différence qu'elles sont un peu plus nombreuses et disséminées çà et là, sauf à la partie tout à fait centrale de la coupe qui en est complètement dépourvue. Mais on voit deux grandes lacunes remplies par de la matière caséeuse ramollie, l'une triangulaire, de 1 centimètre de largeur sur 1/2 centimètre de hauteur, et située vers la paroi postérieure de la caisse, à l'endroit où cette dernière communique avec les cellules. Cet espace n'est autre chose que cette ouverture de communication agrandie par l'ulcération des parois osseuses qui la circonscrivent à l'état normal.

L'autre lacune, moitié plus petite et de forme presque arrondie, est située à la partie inférieure et interne de la coupe et séparée du sinus latéral par une lamelle osseuse qui n'a pas plus de 1 millimètre d'épaisseur.

De ces deux cavités, la première n'est plus tapissée par la muqueuse et résulte certainement de la réunion de plusieurs cellules plus petites, don les travées osseuses limitantes ont été détruites par un travail d'ulcération. Elle n'est séparée du cerveau que par une lamelle osseuse très-mince, transparente, et n'ayant pas plus de 1/2 millimètre d'épaisseur. La seconde est encore tapissée par la muqueuse et n'est qu'une cellule normale remplie de la matière décrite plus haut. Au-dessous de cette cellule et plus près encore du sinus latéral, se trouve un espace de 1 centimètre carré, rougeâtre, ramolli par la carie, sans rien qui puisse éveiller l'idée de granulations tuberculeuses. Sur l'autre portion de la coupe, on voit le nerf facial complètement indemne, la partie osseuse qu'il traverse étant d'ailleurs compacte et parfaitement saine.

A. PARENT, imprimeur de la Faculté de Médecine, rue Mr-le-Prince, 31.

NOUVELLES PUBLICATIONS, CHEZ LE MÊME ÉDITEUR

Clinique médicale, par le Dr Noel Gueneau de Mussy, médecin de l'Hôtel-Dieu, membre de l'Académie de médecine. Tome 1er, 1 vol in-8. Prix 12 fr
Le tome 2e paraîtra très prochainement.

Leçons sur la syphilis étudiée plus particulièrement chez la femme, par le Dr Alfred Fournier, médecin de l'hôpital de Lourcine, professeur agrégé à la Faculté de médecine de Paris, 1 fort volume in-8, avec tracés sphygmographiques, le vol. cartonné. 16 fr.

Leçons sur les maladies du système nerveux, faites à la Salpêtrière par le Dr Charcot, professeur à la Faculté de médecine de Paris, recueillies et publiées par le Dr Bourneville. 1 vol in-8, avec 25 figures dans le texte et 8 planches en chromolithographie; le vol cart. 10 fr

Traité pratique des maladies du cœur, par Friedreich Ouvrage traduit de l'allemand par les Drs Lorber et Doyon. 1 v. in 8 cart. 10 fr

Thérapeutique des maladies de l'appareil urinaire, par le Dr Mallez et E Delpech 1 vol in-8 cartonné. 8 fr 50

Traitement préservatif et curatif des sédiments de la gravelle, de la pierre urinaires et de maladies diverses dépendant de la diathèse urique, par le Dr A Mercier. 1 vol in-12 avec fig intercalées dans le texte Cartonné. 8 fr

La pleurésie purulente et son traitement, par le Dr Moutard-Martin, médecin de l'hôpital Beaujon 1 vol in 8 4 fr

De l'embaumement chez les anciens et chez les modernes, et des conservations pour l'étude de l'anatomie, par le Dr Sucquet 1 vol in-8 5 fr

Alimentation du cerveau et des nerfs, par le Dr Tamin-Despalles. 1 vol in-8 avec 2 planches 7 fr

Physiologie du système nerveux cérébro-spinal, d'après l'analyse physiologique des mouvements de la vie par le docteur E Fournié, médecin adjoint à l'Institut des sourds muets. 1 fort volume in-8, cart en toile 12 fr

Recherches expérimentales sur le fonctionnement du cerveau, par le docteur E. Fournié etc 1 vol in-8, avec 4 planches coloriées. 4 fr.

Leçons sur le strabisme, les paralysies oculaires, le nystagmus, le blépharospasme, professées par F Panas chirurgien de l'hôpital Lariboisière, professeur agrégé à la Faculté de médecine de Paris, chargé du cours complémentaire d'ophthalmologie, etc , rédigées et publiées par G Lorey interne des hôpitaux , revues par le professeur. 1 vol. in-8, avec 10 figures dans le texte. 5 fr

Traité de médecine légale et de jurisprudence médicale, par le Dr Legrand du Saulle, médecin de l'hôpital de Bicêtre (service des aliénés), médecin expert près les tribunaux, etc 1 fort volume in 8. 18 fr

Traité pratique des maladies des reins, par S Rosenstein, professeur de clinique médicale à Grœningue, traduit de l'allemand par les Drs Bottentuit et Labadie Lagrave 1 vol in-8 10 fr
Cartonné 11 fr.

Hystérotomie de l'ablation partielle ou totale de l'utérus par la gastrotomie Étude sur les tumeurs qui peuvent nécessiter cette opération par J Péan, chirurgien des hôpitaux de Paris, et L. Urdy, interne des hôpitaux de Paris. 1 vol in-8 avec 25 figures dans le texte et 4 planches 6 fr

Manuel médical des eaux minérales, par le Dr Eug. Le Bret, médecin inspecteur honoraire des eaux de Barèges, président de la Société d'hydrologie médicale de Paris, etc 1 vol in-12 5 fr 50

De la Fièvre jaune au Sénégal, étude faite dans les hôpitaux de Saint-Louis et de Gorée, par le Dr Bérenger-Féraud, médecin en chef de la marine, etc 1 vol. in-8 7 fr

Maladies de l'oreille, nature, diagnostic et traitement, par Joseph Toynbee membre du collège royal des chirurgiens d'Angleterre, professeur d'otologie, etc , avec un supplément par James Hinton, chirurgien auriste à Guy's Hospital, traduit et annoté par le Dr G Darin 1 vol in-8 avec 99 figures dans le texte. 8 fr. 50

Paris A Parent imprimeur de la Faculté de Médecine rue M le Prince 31.

www.ingramcontent.com/pod-product-compliance
Ingram Content Group UK Ltd.
Pitfield, Milton Keynes, MK11 3LW, UK
UKHW020310220726
13923UKWH00003B/1062